L'alimentation bio de bébé

Remerciements :
Merci à Jean et à mes Maîtres,
Marie, Maïa, Ombeline, Anne, Flore, Aude, Maël et Gaspard
Owen, Yann et Liam

Crédit photos :
fotolia : © NiDerLander, © Monika Adamczyk, © Acik, © Valérie Edern, © Paylessimages, © Mariusz Blach, © Maria Brzostowska, © AgathaLemon, © Elena Schweitzer, © Alexandr Makarov, © monregard, © Elenathewise, © Eva Gruendemann, © Yanick Vallée, © Stephanie Frey, © Vera Kuttelvaserova, © Monkey Business, © ZD, © Barbara DudziĐska, © Irochka, © Doris Heinrichs, © Dmitry Naumov, © Michel Bazin, © Andrzej Tokarski, © Andy, © Sabine Immken, © Karl Bolf, © Jovan Nikolic, © Yasonya, © Barbro Bergfeldt, © quayside, © Leonid Nyshko, © Silvia Bogdanski, © Andre, © Ingrid, © berdoulat jerome, © Douglas Freer, © Simone van den Berg, © Vasileva, © Christian Jung, © Gala_K, © edgelore, © Michel Bazin.

Photos des recettes (p93, p99, p113, p119) :
Catherine Large

Mise en page et Illustrations :
Caroline Verret

Dépôt légal 2ème trimestre 2010
ISBN 978-2-35035-210-7
info@anagramme-editions.fr

Site Internet :
www.anagramme-editions.fr

Imprimé en Bulgarie par PULSIO Ltd

ANAGRAMME éditions
est une marque des Editions Clairance
30-32, rue de Lappe
F-75011 Paris
33 (9) 50 76 40 28
info@editions-clairance.fr

Geneviève Hervé Loisier

L'alimentation bio de bébé

ANAGRAMME
éditions

Sommaire

Introduction

Introduction

A travers cet ouvrage, je voudrais aider les jeunes mamans à aborder l'allaitement puis le sevrage de leur bébé sereinement, sans culpabilité et en se référant le plus possible à leur intuition.

J'ai eu l'occasion de vivre ces moments de maternité, d'allaitement à sept reprises. Dans le plus profond de mon corps sont imprimées toutes ces émotions. Aujourd'hui encore, lorsque j'évoque ces périodes, un flot de chaleur m'inonde, ressentant encore une fois cet amour inconditionnel, cette joie immense mêlée de diverses interrogations et parfois de culpabilité...

Pendant l'allaitement, ce sont nous, les mères, qui satisfaisons les besoins nutritionnels de notre bébé et nous sommes parfois submergées par la responsabilité qui nous incombe. La meilleure façon de faire face est d'avoir confiance dans les forces de la vie. Nous sommes portées, aidées par les forces de la nature qui sont nos alliées. Cette confiance doit être joyeuse et légère. Nous devons rire aussi de notre fatigue, de notre impression de ne pas toujours être à la hauteur. Si l'allaitement devient difficile, si le sevrage est rapide, acceptons-le, l'amour porté à notre enfant ne changera pas !

Bien sûr, la qualité de notre alimentation, variée, équilibrée, est extrêmement importante pour la croissance de l'enfant, mais pas seulement. Le bébé se nourrit du lait maternel ou du lait maternisé, mais aussi de tendresse. Il y a aussi la force tranquille du papa, la douce chaleur des rayons du soleil, la caresse du vent, de la pluie et cette volonté naissante de devenir un jour, un homme ou une femme « debout sur notre Terre ». Puis, vient le sevrage qui est une période délicate de changements où il faut résoudre beaucoup de questions : à quel âge commencer le sevrage, faut-il continuer sur des laits maternisés (du lait de vache, du lait de chèvre et plus rare du lait de jument, des laits végétaux), est-ce qu'il faut donner des produits animaux comme la viande et le poisson, faut-il saler, mixer la nourriture, existe-t-il des aliments allergènes ? Qu'en est-il des petits pots du commerce ?

Ce sont beaucoup d'interrogations auxquelles il faut essayer de trouver des réponses nous convenant et qui soient aussi adaptées à notre enfant, car chacun est différent de par sa constitution, son environnement, sa propre histoire.

Une maman inuit, une maman africaine, une maman indienne, une maman française vivront toutes « ce passage » de l'allaitement à une alimentation solide, mais chacune, en fonction de son environnement, de son héritage culturel, religieux, devra faire face différemment et trouver ses propres réponses.

Ensemble, interrogeons-nous, trouvons quelques réponses et pas à pas, suivez-moi dans cette aventure qui consiste à nourrir le mieux possible, sereinement, avec plaisir et bon sens nos bébés pour les aider à grandir.

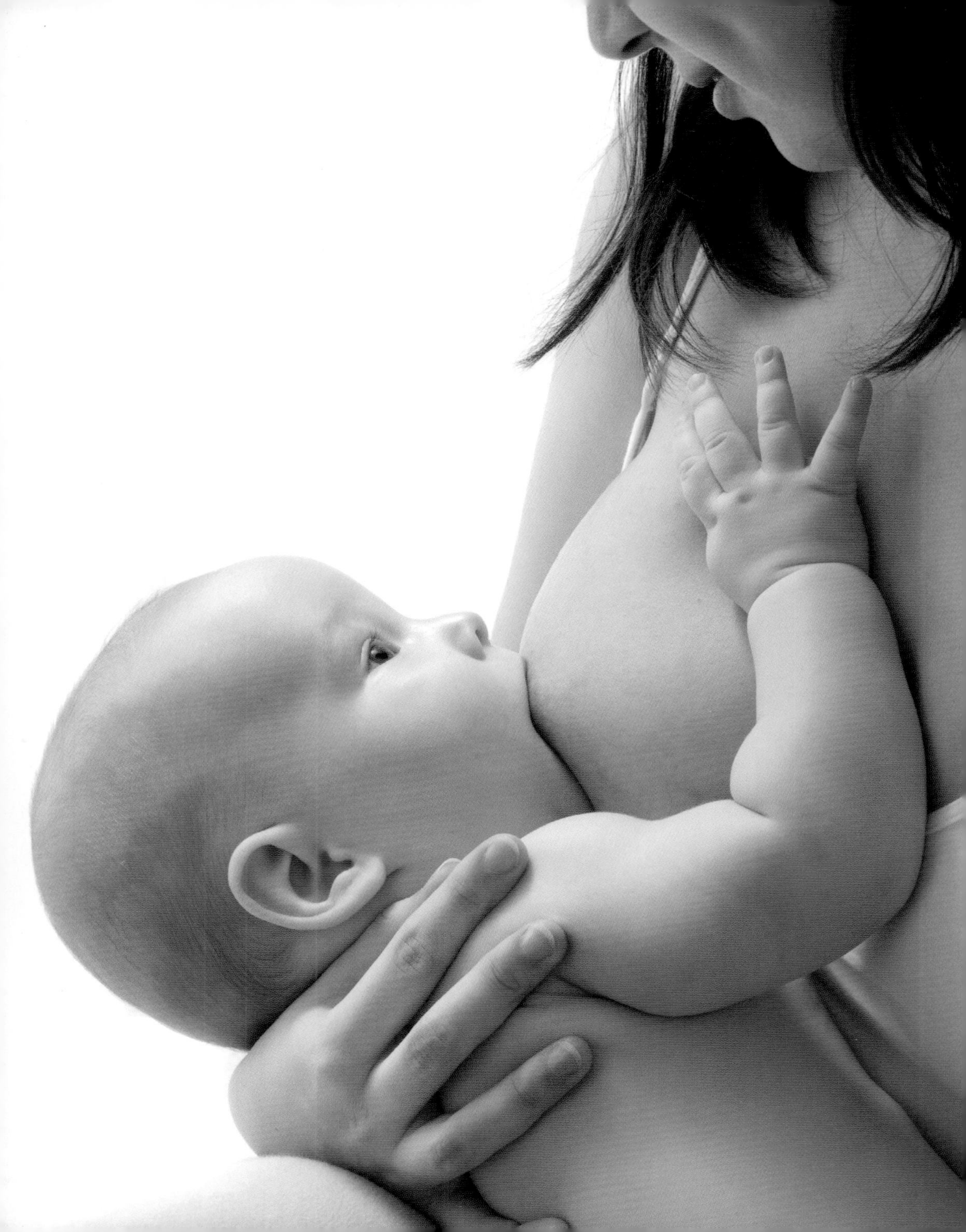

Le début de la vie : l'allaitement

Prendre son bébé sur soi, tremblant de vie, de chaleur, de douceur, le mettre au sein et sentir cette aspiration tellement puissante qui nous déchire. Tout éclate et déborde, le lait se met à couler, chaud, un don d'amour. L'allaitement commence...

Grâce à l'allaitement, le terme « mères nourricières » prend tout son sens. Archétype qui a toujours existé avec les cultes rendus à notre Terre-Mère, appelée « mère universelle », la grande déesse depuis le paléolithique jusqu'à nos jours, nous sommes toutes Isis donnant le sein à son fils. Comme la Terre, nous sommes mues par le principe de vie et d'amour liant écologie, maternité et forces de la vie.

Etre femme puis mère nourricière, n'est-ce pas se référer à un paradigme de vie qui ne vient pas de notre raison, mais de schémas dictés par notre instinct de survie, notre « part animale » ? L'envie d'allaiter ou de ne pas allaiter n'est-il pas aussi guidée par notre environnement social, culturel, nos convictions religieuses ou philosophiques ?

Notre instinct « animal » veut que nous protégions notre enfant et que nous le nourrissions. L'allaitement semble donc le mode d'alimentation le plus naturel, le plus vital, permettant la survie et peu à peu l'incarnation du bébé sur terre. Le lait maternel en est le lien. Mais pour certaines femmes, l'allaitement est perçu comme une contrainte et un retour en arrière socialement. Cette perception est accompagnée de croyances comme celles que le lait maternisé est meilleur pour la santé du bébé, qu'elles perdront leur indépendance et que leurs seins seront abîmés...

Au cours de l'âge des Lumières, les notions de bien-être terrestre, de santé, de bonheur affectif ont commencé à prendre de l'importance. La mortalité infantile, acceptée avec résignation, a commencé à être dénoncée. L'amour maternel a émergé comme étant une valeur de civilisation. Rousseau va idéaliser cette relation affective mère/enfant. L'amour maternel vu comme consécration totale de la mère à l'enfant sera célébré avec lyrisme pendant deux siècles jusqu'en 1960. Ce changement de niveau de conscience a été important pour le bien-être des bébés et de leurs mères. Cependant, la notion de mère nourricière est devenue un des supports idéologiques des conservateurs, familistes à tout crin, lançant le slogan « la mère au foyer », appuyé par cette vision américaine de la femme en tablier de cuisine, accompagnée d'enfants blonds et potelés, brandissant un beau robot de cuisine.

A cette époque, l'allaitement maternel avec des règles très rigides était courant. Par effet de rebond, le féminisme a bouleversé en partie ces sacro-saintes valeurs. Simone de Beauvoir, féministe à la française, proclame que la maternité est une aliénation de la femme et l'allaitement « une servitude épuisante ». Encore de nos jours, on peut lire ce même genre de propos qui dénigre cette notion de « mère nourricière » en l'associant à une idéologie rétrograde écologique.

Elisabeth Badinter, philosophe, écrit dans le magazine *Marianne* du 28 novembre 2008, que pour elle : « l'allaitement, c'est l'assignation à résidence des femmes. C'est un retour au début du XXème siècle et une annihilation de tous les progrès réalisés depuis quarante ans. Au nom de quoi ? D'un principe moral, qui veut que l'on doive tout à l'enfant. Depuis la contraception, on fait un enfant quand on le désire, mais en contrepartie on lui doit tout. Et notamment d'accepter de vivre la vie de nos grand-mères au nom de son bien-être. L'allaitement ouvre sur une obligation de se soumettre à des pressions idéologiques de plus en plus fortes. Couches lavables, refus des petits pots et tout ce qui peut faciliter la vie des jeunes mères. L'artificiel est devenu diabolique. »

Soyons clairs, faire un enfant quand on le veut grâce à une contraception chimique n'est pas forcément un progrès. La pilule dégrade la santé des femmes, touchant ce qu'il y a de plus sensible : le système hormonal. Quelle belle manière de stériliser le genre humain ! D'autre part, je ne crois pas vraiment que les femmes se sentent coupables au point de penser qu'elles doivent tout à leur bébé. Il s'agit simplement, grâce à une élévation du niveau de conscience, d'agir d'une façon la plus « naturelle » possible. La vision écologique de la vie est une réflexion sur notre manière de vivre qui respecte notre environnement. Il ne s'agit sûrement pas de vivre comme nos grands-mères. Personne n'a envie de retourner à la rivière pour laver son linge quotidien.

A travers ces deux courants de pensée contradictoires, la « mère au foyer » et la « femme féministe pure et dure » le rôle de la femme, de la mère, n'est perçu que sous l'œil sociologique et politique. Encore une fois, le véritable sens du rôle féminin, de sa maternité est dévoyé au profit d'une « pensée » et non pas d'une réelle vérité. Il est temps de redevenir nous-mêmes, des femmes pleinement assumées et des mères pouvant être mères nourricières sans aucun obstacle. Que les hommes soient nos partenaires sur ce chemin de la maternité et non des obstacles à abattre. La véritable liberté n'est-elle pas celle de réaliser son être profond, celui qui « sait » et qui a conscience de la normalité de la maternité et de l'allaitement ? C'est un chemin initiatique humain qui est extrêmement important pour l'humanité. Cependant, dans notre société, tout est fait pour que ce choix soit difficile.

Comment nous situons-nous ? Quelle perception avons-nous de notre rôle de femme, de mère, de mère nourricière ? Il faut essayer de clarifier ces notions afin que nos choix de vie soient clairs et sans culpabilité.

L'allaitement n'est pas toujours favorisé dans les maternités et les congés après l'accouchement ne durent pas longtemps. Souvent, par manque d'informations choisir l'allaitement devient un parcours du combattant. Les pressions sociales et culturelles peuvent inciter les femmes à introduire rapidement le biberon dans l'alimentation du nouveau-né. On raconte même que le lait maternisé est moins pollué que le lait maternel.

Pour réussir notre allaitement, nous avons besoin d'être en confiance : avec nous-mêmes, notre bébé et notre entourage familial, social et culturel. La médicalisation excessive pendant la grossesse et l'accouchement nous dépossède de notre corps et nous éloigne encore un peu plus de ce lien entre nous et la nature. L'allaitement pourrait et devrait être le résultat naturel du cheminement vécu tout au long de la grossesse et de l'accouchement. Il faut s'ouvrir, s'abandonner, oublier son mental et faire confiance à la vie.

Le bébé est-il devenu un produit de consommation ? Sous prétexte qu'il doit être autonome rapidement, il doit prendre un biberon de lait industriel, manger des petits pots très jeune, aller à la crèche à deux mois et demi et à l'école à deux ans. Il reste peu de temps à la maman et au bébé pour vivre ensemble, se créer des liens peau à peau, goûter à la joie de le mettre au sein qui favorise la relation d'attachement à l'enfant. Or, ce sont dans les milieux les plus défavorisés que l'on trouve le plus de mamans non allaitantes. Cela traduit un mal-être venant de l'effritement du tissu social, l'isolement, la pauvreté, le manque de repères du corps.

A l'inverse, pour beaucoup de femmes, l'abandon de l'allaitement est vécu comme un échec personnel alors que ce n'est que le résultat d'erreurs tactiques. Il faudrait que le personnel soignant soit davantage formé à les aider dès la naissance. Il faudrait qu'il y ait dans chaque maternité une politique de l'allaitement et une formation donnée à toutes les catégories de personnel. Le problème est aussi dû au manque de personnel et aux nouvelles lois en faveur des sorties précoces c'est-à-dire à 48 heures après l'accouchement, juste avant la montée laiteuse, simplement pour désengorger les maternités. De retour à la maison, certaines femmes se retrouvent sans aide et avec des incertitudes concernant l'allaitement. Elles se trouvent aussi confrontées à la fatigue qui survient très vite, à cause des taches ménagères et des autres enfants à s'occuper. Il ne faut pas oublier non plus que le congé de maternité dure à peine quatre mois, alors qu'il devrait être d'au moins six mois pour envisager un allaitement correct minimum.

J'ai eu la chance d'allaiter chaque enfant autant de temps que je le voulais. Mais je me souviens que pour mon premier enfant, ce n'était pas gagné d'avance, car beaucoup de fausses informations circulaient encore véhiculées par les médias, les grand-mères et mères de cette époque.

C'était encore le moment où l'on croyait qu'il fallait faire jeûner le nourrisson pendant 18 à 24 heures après l'accouchement en lui donnant à la rigueur des biberons d'eau sucrée. C'est ainsi que mon premier bébé après ce jeûne refusa de téter le sein. Par chance, après une journée laborieuse et beaucoup d'angoisse, tout est rentré dans l'ordre. On privait le bébé du fameux colostrum et surtout du contact peau à peau avec sa maman.

A la maternité, les nourrissons étaient séparés de leur mère et dormaient tous dans la nursery.

Il était vivement conseillé d'avoir un pèse-bébé pour peser le bébé avant et après chaque tétée. Il devait ingurgiter une quantité fixe de lait et si un déficit survenait, on lui donnait un biberon savamment dosé de la différence. Outre l'angoisse engendrée par une plus ou moins grande prise de poids, ce pèse-bébé a été le tue-allaitement de premier ordre. On ne savait pas que les bébés ne tètent pas la même quantité de lait à chaque fois.

Il était courant aussi que les médecins disent aux femmes dont les bébés ne grossissaient pas assez que leur lait n'était pas bon, pas nourrissant. En fait, c'était la façon de voir les soins donnés aux bébés qui allait à l'encontre de la réussite de l'allaitement : séparation dès la naissance, pas de tétée précoce, une tétée par nuit maximum, et heures de tétées règlementées toutes les trois heures, sinon gare aux coliques... Et bien sûr, surtout ne pas lui « donner de mauvaises habitudes » ! Il n'était pas question de favoriser le contact peau à peau, mais plutôt de « dresser » le bébé.

Un certain nombre de croyances, de peurs et d'interdits étaient et sont encore monnaie courante. Peur du lait pas assez riche, troublé par toutes les émotions du quotidien, les rapports sexuels, les règles, l'interdiction d'allaiter en cas de fièvre. Malgré les seins gonflés, le bébé hurlant, il fallait attendre l'heure de la tétée réglementaire. Aujourd'hui, une femme sous antibiotiques peut continuer à allaiter son nourrisson.

Contrairement à ce qu'on pourrait croire, toutes ces croyances perdurent encore dans certaines maternités et l'allaitement devient vite une galère. Les femmes refusant d'allaiter le font très souvent par méconnaissance de leur corps et des besoins de leur enfant. En réalité, très peu de femmes s'abstiennent à cause d'une pensée politique ou sociologique. Une femme qui choisit de ne pas allaiter n'est pas une mauvaise mère, celle qui n'allaite que quelques jours ou semaines n'est pas une mauvaise mère. Celle qui allaite n'est pas forcément une bonne mère mais se place simplement dans une sorte « d'ordre cosmique » et accepte de jouer avec la vie !

Dans beaucoup de pays non occidentaux, l'allaitement est une question de survie pour le bébé et sa mère. Une Africaine qui n'allaite pas son bébé doit trouver une eau potable pour diluer la poudre de lait et se la procurer. Sans oublier son bien-être à elle (l'allaitement complet permettant une contraception naturelle) et l'aspect économique induit (ce lait est souvent donné par « l'aide humanitaire » des grandes marques de lait) ! Le lait maternel est une ressource naturelle, gratuite dont on ne peut faire commerce. Les substituts du lait maternel engendrent par leur fabrication et leur distribution, des bénéfices qui peuvent expliquer bien des réticences à promouvoir l'allaitement au sein. Pourtant, l'allaitement au sein devrait être la seule nourriture proposée au nourrisson.

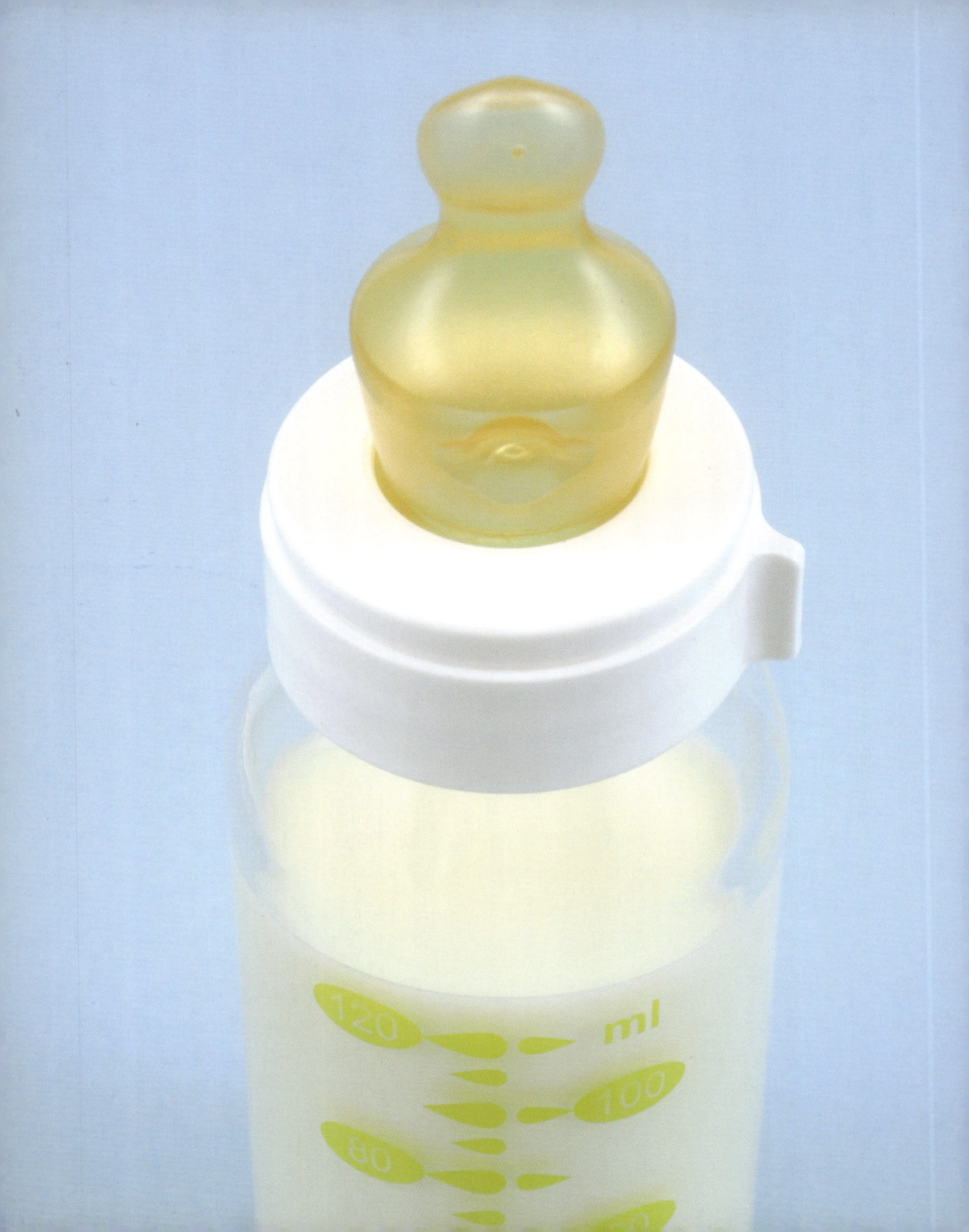
120
ml
100
80

L'alimentation du premier au sixième mois

L'allaitement

Le lait maternel est la seule nourriture animale qui permet une incarnation véritablement harmonieuse sur Terre de l'enfant. Il respecte son aspect éthéré, mais lui permet de s'installer progressivement sur terre en tant qu'humain. Ce besoin est primordial jusqu'à ses 6 mois et diminue tranquillement jusqu'à ses 12-18 mois.
Toutes les substances nutritives qui lui sont nécessaires sont présentes dans le lait et il peut s'en nourrir exclusivement pendant 6 mois. Il est composé d'eau à 87% et de 13% de substances solides : protéines, matières grasses, lactose, sels minéraux, oligo-éléments, vitamines et anticorps maternels.

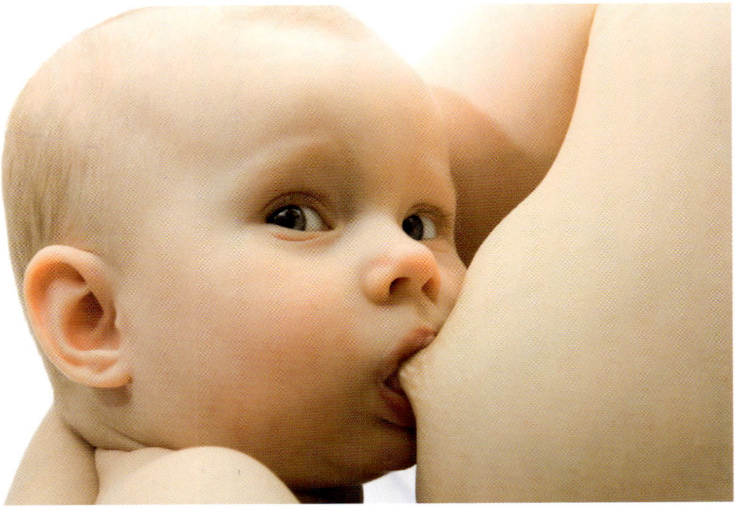

On peut distinguer trois étapes : celle du colostrum qui se forme pendant la grossesse, c'est le lait produit dans les deux ou trois premiers jours qui suivent la naissance. Pauvre en lipides, il est très riche en sels minéraux, il a la particularité d'ensemencer la flore intestinale du bébé et de faciliter l'évacuation du méconium (selles fœtales). La seconde étape est celle du lait de transition, celui de la montée de lait, qui contient plus de lactose et de calcium.

Et enfin celle du lait mature qui apparaît vers le vingtième jour, sa composition contient moins de sels minéraux, mais davantage d'eau, de sucre, de matières grasses dont des acides gras nécessaires à la construction du cerveau.

Le lactose qui est le sucre du lait, fournit au nouveau-né 40% de l'énergie qui lui est nécessaire, favorise l'absorption du calcium et du magnésium et contribue à l'entretien de la flore intestinale. Il nourrit aussi le cerveau qui se développe à un rythme très rapide.

Outre les éléments nutritifs, le lait maternel contient des anticorps, des polynucléaires, des immunoglobulines, qui confèrent une haute protection immunitaire au nourrisson. Elles renforcent la paroi intestinale et forment une barrière contre la pénétration des microbes et des micro-organismes responsables d'allergies diverses.

Le lait maternel contient en outre de nombreuses enzymes et des hormones diverses qui concourent au fonctionnement optimal du métabolisme.
Un autre point en faveur de l'allaitement est la reprise plus rapide d'un ventre plat sans se mettre au régime. En effet, le mécanisme de succion provoque des contractions qui rétractent l'utérus.
Sur le plan nutritionnel, l'un des intérêts du lait maternel, est sa richesse en acides gras insaturés à longues chaînes, particulièrement concernés pour l'édification du système nerveux.

Difficile de ne pas s'incliner devant tous ces arguments sans compter la joie de donner le sein qui n'est ni quantifiable, ni descriptible. Par contre, dans les maternités, il y a encore des puéricultrices qui donnent systématiquement des biberons aux nourrissons. Ils deviennent moins actifs à la succion, empêchant la lactation et mettant dans la tête des mamans qu'elles ne peuvent pas nourrir leur bébé. C'est ainsi qu'on met un terme à l'allaitement avant même d'avoir commencé !

Le rire, l'humour, la dérision de soi sont des remèdes fantastiques quand on se sent un peu « raplapla » avec son merveilleux bébé dans les bras, qui nous illumine le cœur... Bon, si on pleurait un peu en se disant :

« Non, ma montée de lait n'est pas tardive, et je ne me demande pas si je suis bien normale...

Non, mes seins ne vont pas exploser...

Non, mon ventre n'est pas douloureux et je n'ai pas envie de crier quand commence la tétée...

Non, c'est sûrement juste une impression que mon bébé tète du vide...

Non, la tache rouge sur le sein tout dur n'est pas un début d'abcès...

Non, mon dos n'est pas si douloureux au point que je ne puisse plus me redresser...

Non, mes bouts de seins ne sont pas si ombiliqués que mon bébé n'arrive pas à téter...

Non, c'est juste une impression que mon mamelon se fend en deux...

Non, je me sens très sereine après toutes les régurgitations du bébé...

Non, je ne me sens pas devenir un fantôme confondant jour et nuit...

Non, je suis magnifique bien que je n'ai pas encore eu le temps de me laver les cheveux depuis deux semaines... »

AH, AH, AH !

Le fait de rire est une façon de prendre de la distance et de se sentir un peu moins dans le cœur du cyclone. Le temps d'un battement de cil, et votre bébé fêtera ses vingt ans. Les jours passent tellement vite !

Comment faut-il se nourrir pendant cette période ?

L'alimentation de la maman :

Déjà, il faut manger suffisamment à sa faim. Pour pouvoir allaiter, il faut assez de nutriments pour avoir du lait, pour ne pas s'épuiser et puiser dans ses réserves.

Manger à sa faim, ne veut pas dire manger n'importe quoi. Une alimentation riche, variée et de qualité biologique est vraiment indispensable. Si vous consommez par exemple du pain blanc dont la farine est raffinée, vous n'allez pas avoir de nutriments suffisants. Il est nécessaire de consommer des aliments complets, non raffinés. Quand on n'absorbe pas assez de minéraux et d'oligoéléments pendant l'allaitement, outre la fatigue intense qui va s'installer au bout de trois semaines, le bébé risque de faire des réactions cutanées comme de l'eczéma, des bronchites, des otites et des inflammations des amygdales.

Traditionnellement, le pilier de l'alimentation est fondé sur la consommation de céréales complètes issues de l'agriculture biologique. Dans chaque coin du monde, on retrouve les céréales complètes comme base de l'alimentation : le riz en Orient, le blé en France, le sarrasin en Europe de l'Est, le maïs en Amérique du Sud. Le couscous, le plat préféré des Français, est le parfait exemple d'un plat à base de céréales : semoule de blé dur accompagnée de pois chiches et de légumes. En effet, l'équilibre alimentaire ne peut se faire avec les céréales complètes sans l'ajout dans l'assiette de légumineuses : lentilles, haricots, pois, pois chiches, soja... Elles ont la particularité d'être riches en protéines. Mais consommées seules, leurs protéines ne sont pas bien assimilées. Pour optimiser cette assimilation, il faut les accompagner de céréales complètes.

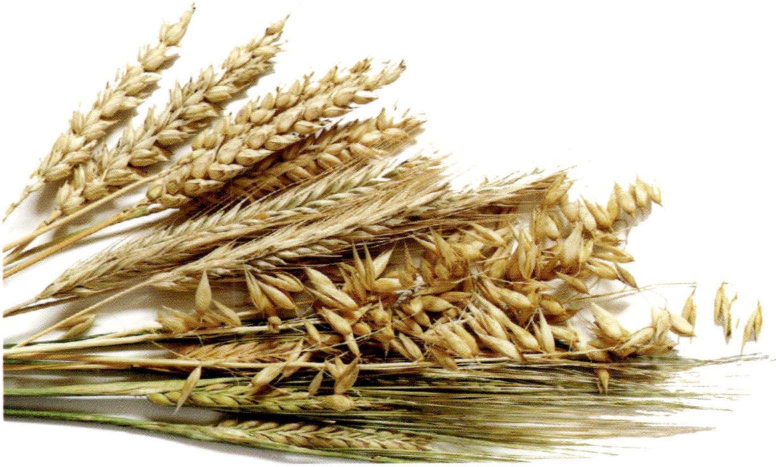

Les céréales peuvent être consommées sous différentes formes : grains, semoules, farines, flocons. Il y a le choix entre le riz, le millet, l'orge, le sarrasin, le maïs, le quinoa, le seigle, l'avoine, l'amarante, le blé tendre, le blé dur, le petit épeautre, etc. Attention, cependant si vous êtes intolérantes ou allergiques au gluten, il faudra être encore plus vigilantes à cause de l'allaitement.

Les légumes et les fruits de saison et de terroir de préférence seront consommés en abondance. Ils seront cuits de diverses manières ou bien crus. Mais il ne faut pas tomber dans l'excès de crudités qui pourraient donner des rougeurs au bébé. Les légumes lacto-fermentés seront mieux acceptés. La choucroute crue en est un exemple parfait. Manger des produits lacto-fermentés permet une régénération de la flore intestinale, apportant aussi des vitamines du groupe B, de la vitamine C et PP. C'est un très bon aliment à consommer lors de l'allaitement.
Il faut éviter de manger des légumes acides comme la tomate, l'oseille, la rhubarbe. Les fruits acides, pas assez mûrs sont à éviter ainsi que les fruits exotiques.

L'apport de protéines peut provenir du végétal ou bien de l'animal. Les légumineuses comme les lentilles, les haricots, les pois chiches, le tofu, les fruits secs oléagineux, les algues ainsi que les produits fermentés dérivés du soja s'associeront avec les céréales complètes pour devenir des protéines disponibles. L'autre source de protéines provient des produits et sous-produits animaux : les viandes, les poissons, les fruits de mer, les œufs, les produits laitiers. Pour la lactation, il n'est pas nécessaire de se surcharger l'organisme avec de la viande ou des produits laitiers. L'excès de consommation de ces protéines animales amène une hyperacidité des tissus, se traduisant par la chute des cheveux, de l'eczéma et de la constipation.

Contrairement aux idées reçues, manger des produits laitiers n'est pas fondamental. Le calcium dont l'organisme a besoin peut être trouvé dans une nourriture saine (amandes, noisettes, sésame, algues de mer, céréales complètes, etc.). Le lait de vache contient beaucoup de protéines, qui surchargent l'organisme.

Il faut éviter de consommer des confiseries, des gâteaux, des confitures du commerce sucrés avec du sucre blanc raffiné. Il agit comme un acide bien que son goût soit doux et déminéralise l'organisme. Par effet « tampon »,

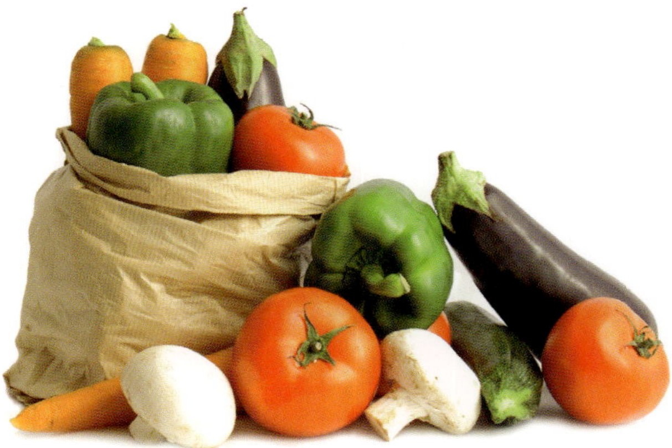

il va puiser dans ses réserves de minéraux pour compenser cet apport massif d'acidité. Les sucres rapides (sucre blanc raffiné que l'on trouve dans toutes les confiseries du commerce), au profit des sucres lents comme le sucre de canne roux ou intégral, du miel, du sirop d'érable, etc., qui agissent aussi comme des acides qui déminéralisent l'organisme. Obligé de faire appel à ses minéraux basiques, ce dernier fait l'effet tampon pour compenser cet excès d'acidité. Une faiblesse générale s'ensuit avec une baisse de moral. Ce n'est pas opportun dans ces moments de « baby blues ». Pour les besoins de douceurs, le sucre de canne intégral sera le bienvenu, car il comporte des vitamines et des oligoéléments. Le sirop d'agave en petite quantité ne fatiguera pas le pancréas évitant les pics d'hypoglycémie. Le miel, produit vivant, agit comme un sucre rapide et a tendance à être acidifiant. Le café par son effet excitant n'est pas recommandé pendant l'allaitement, il a également un effet acidifiant. Il est important de consommer des aliments contenant des sucres lents qui donnent un apport énergétique de longue haleine (céréales complètes, légumineuses, fruits secs) et qui évitent les grosses envies de « sucré ».

Pour les graisses, il faut privilégier les huiles de première pression à froid, comme l'huile de tournesol, d'olive, de colza, de sésame et de noix. L'huile de colza et de noix apportent ces fameux oméga-3 dont l'organisme est avide en période d'allaitement. Il ne faut pas les chauffer et les réserver aux salades. Les huiles d'olive, de tournesol et de sésame peuvent être utilisées pour la cuisson des aliments.

Il faut boire beaucoup d'eau pour pouvoir allaiter en quantité suffisante. La meilleure boisson est une eau de source faiblement minéralisée qui ne va pas surcharger le métabolisme des reins. Les sodas, les boissons sucrées sont à proscrire.

L'alimentation doit être si possible de qualité biologique, mais aussi être vivante. Cette qualité énergétique a déjà été mesurée par les tests de cristallisation sensible : sur une plaque de métal sont placés un échantillon de lait cru bio par exemple et une solution de sulfate de cuivre. Après chauffage, des cristaux apparaissent tout autour du produit. Sur une autre plaque, on place du lait industriel et la solution. Des cristaux apparaissent aussi, mais très différents, beaucoup moins structurés et harmonieux. C'est ainsi que l'on peut voir la vitalité d'un aliment. Cette force, cette lumière intérieure sont vitales pour notre santé globale et aussi pour celle de notre bébé. Nous sommes des êtres de lumières incarnés sur Terre et notre nourriture doit être à la hauteur.

Les besoins de la mère allaitante et du nourrisson

Besoins	Femmes allaitantes	Nourrissons de six à douze mois
Energie kcal/jour	2800	850
Protéines g/jour	75	20
Matières grasses kcal/jour	980	380
Glucides kcal/jour	1550	386
Magnésium mg/jour	450	40
Fer mg/jour	22	8

Ce tableau donne des indications concernant les besoins nutritionnels de la femme allaitante. Il ne faut pas se focaliser sur les chiffres car une alimentation bio et équilibrée apportera tous ces éléments. Il ne faut pas faire de régime pendant cette période. La période de l'allaitement n'est pas appropriée pour maigrir. Les stocks de graisse sont nécessaires pour allaiter plusieurs mois sans être trop fatiguée, ni trop déminéralisée. Il ne faut pas oublier de « prendre l'air » tous les jours, car le soleil apportera de la vitalité ainsi que la vitamine D, nécessaire pour soi et le bébé.

Pour stimuler la lactation, quelques plantes galactogènes peuvent être nécessaires :

- Tisane à l'anis vert qui est très efficace : une bouteille d'eau de source, une poignée de graines d'anis à faire infuser 10mn. Cette bouteille pourra rester à portée de main dès que la soif se fera sentir.
- Tisane de verveine
- Le houblon qui se trouve dans la bière (sans alcool)
- Le cumin
- Les lentilles et toutes les légumineuses
- Les carottes

Il faut éviter la menthe, supprimer le persil et la sauge qui coupent la lactation.

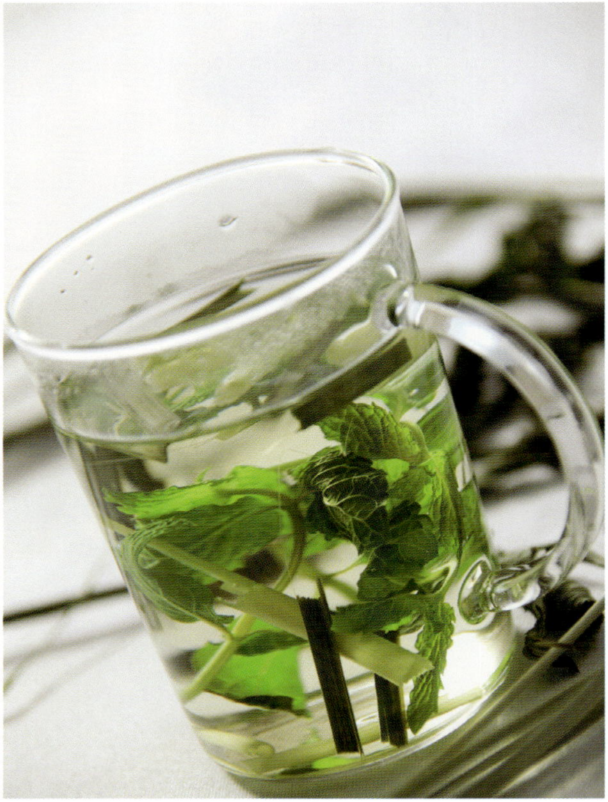

Les laboratoires Weleda* commercialisent depuis peu, une tisane 100% biologique à base de plantes, idéale pour favoriser la lactation :

1. Fenouil bio
2. Fenugrec bio
3. Carvi bio ou cumin noir
4. Anis vert bio
5. Verveine bio

Recette contre la baisse de la lactation :

Soupe de carpe

Pour 5 repas :
Préparation : 20mn
Cuisson : 5 ou 6 heures

- 1 carpe
- Une dizaine de carottes
- 1 cuil. à soupe d'huile de sésame
- 1/2 bol de brindilles de thé de 3 ans
- Eau
- 1 cuil. à café de gingembre râpé
- 2 cuil. à soupe de miso de riz (pâte faite de riz, soja et sel fermentés)
- Un chiffon fin pour renfermer le thé

1- Achetez une carpe la faire vider par le poissonnier

2-Coupez en tronçons de 10 cm de large

3- Lavez les carottes, coupez-les en tronçons et faites-les revenir dans une cocotte avec un peu d'huile de sésame

4-Déposez le sac de gaze contenant les brindilles de thé sur les carottes, puis recouvrez avec les morceaux de carpe. Versez de l'eau suffisamment pour recouvrir largement le plat. Portez à ébullition, couvrez et laissez mijoter à tout petit feu très doux pendant cinq à six heures. Remettez de l'eau si besoin.

5-Quand les arêtes sont molles, retirez le sac contenant le thé et diluez le miso avec le bouillon.

6-Remettez à mijoter encore une heure. Juste avant de servir, ajoutez un peu de gingembre râpé.

Contrairement aux idées reçues, la femme qui allaite peut manger tous les aliments (exceptés les aliments toxiques, industriels, les aliments dits morts, l'alcool, etc.).

Les goûts différents, dits forts, comme le chou par exemple, permettent d'habituer le bébé à s'habituer à l'alimentation familiale. Je pense qu'il est important de rappeler que les saveurs découvertes dès le plus jeune âge sont une richesse qui nous accompagnera toute notre vie.

Il faut éviter les aliments trop acides au goût, mais aussi ceux qui acidifient l'organisme comme le sucre, les agrumes, les tomates, l'oseille, les charcuteries, les conserves. Le tabac, le café et le thé (seuls les thés verts ou thé de 3 ans, tuo-cha, roïbos, ne contiennent pas ou peu de théine) sont bien sûr à bannir ainsi que les sodas et les limonades trop sucrés et remplis d'additifs. Attention à l'alcool. Il envahit tout l'organisme et empoisonne les cellules. Une consommation régulière peut induire chez votre bébé des séquelles physiques et mentales. La bière contient en moyenne 5 g d'alcool pour 100 g de boisson et il faut s'en méfier, car un taux d'alcool élevé est vite atteint avec quelques verres. Toutefois, la bière est galactogène, mais choisissez dans ce cas une bière sans alcool.

Au bout de deux à trois semaines, le bébé doit avoir retrouvé son poids de naissance et l'allaitement devrait se mettre en place. L'important n'est pas le poids, mais la progression, la croissance. L'autre élément montrant que tout va bien est sa « bonne humeur », son sommeil et ses selles régulières.

L'idéal est de pouvoir allaiter intégralement pendant six mois. Il ne faut pas se décourager si une baisse de la lactation survient parfois. En effet, au bout d'un mois et demi, puis de trois mois, le bébé fait une poussée de croissance, le rendant plus vorace et la maman un peu plus fatiguée. Dans ce cas, il faut essayer de se reposer au maximum, bien manger et boire et surtout se détendre.

Mais que faire si le lait vient à manquer réellement avant les six mois du bébé ou si pour différentes raisons, l'allaitement n'a pas pu démarrer ou s'est arrêté très tôt ?

Pour réussir l'allaitement :

- bien manger en qualité et en quantité
- boire suffisamment
- utiliser des tisanes galactogènes
- se reposer dès que possible
- se détendre et prendre la vie avec le sourire
- avoir une bonne position d'allaitement afin d'éviter les crevasses
- bien sécher les mamelons et éviter le froid dessus
- respecter le rythme du bébé au maximum
- ne pas peser le bébé après chaque tétée
- ne pas donner de biberon de complément
- mettre souvent le bébé au sein pour stimuler la lactation

Quand l'allaitement est impossible

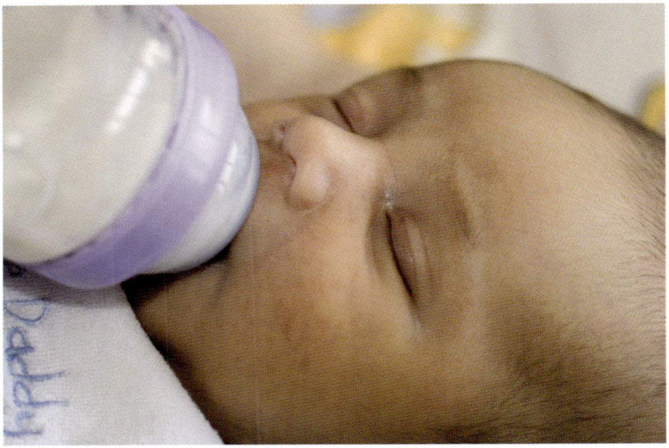

Le lait maternisé

En cas de maladies graves, parfois l'allaitement devient impossible et si le désir d'allaiter n'est pas assez fort, le biberon donné avec amour sera nécessaire. Généralement, à la maternité, un lait maternisé est proposé. Que trouve-t-on dans la composition de ce genre de lait :

- du lait de vache écrémé,
- du lactose (le sucre du lait),
- des matières grasses végétales (palme, coprah, colza, tournesol ou maïs),
- de la maltodextrine ou dextrine-maltose (lire encadré),
- de la lécithine de soja qui sert d'émulsifiant,

Maltodextrine et sirop de glucose : même origine

Les céréales sont composées d'amidon c'est-à-dire d'énormes chaînes de glucides. Quand ces longues chaînes sont « découpées » (on dit hydrolysées), on obtient différents sucres plus simples comme le glucose ou encore le maltose dans des proportions qui dépendent du degré d'hydrolyse. Ainsi, quand cette hydrolyse n'est pas trop poussée, on obtient de la maltodextrine et quand cette « découpe » de l'amidon est plus importante, on obtient du sirop de glucose.

- parfois de l'amidon et toujours des vitamines et minéraux dont le fer. Ainsi, ne vous laissez pas impressionner par les mentions : « riche en fer, en acides gras essentiels et en vitamines » puisque ces laits sont tous enrichis avec ces éléments !

La maltodextrine est un élément que l'on trouve dans la composition de quasiment tous les laits maternisés qu'ils soient « bio » ou non. C'est ce qu'on appelle un sucre de charge.

C'est le nom générique des polymères de glucose obtenus par hydrolyse de l'amidon de maïs ou de pommes de terre. C'est un produit de raffinage, traité, pouvant provenir d'aliments OGM. Sans compter que la maltodextrine peut contenir du glutamate, exhausteur de goût et produit hautement toxique.

L'index glycémique est de 105, index très élevé qui sollicite beaucoup le pancréas et l'hypoglycémie réactionnelle est marquée. Son ingestion est encore plus rapide que celle du sucre blanc classique. Des réactions au

Que contiennent les laits maternisés ?

Les laits maternisés sont également enrichis en vitamines : vitamine A, D3 (cholécalciférol), vitamine E, vitamine C (acide L-ascorbique), et toutes les vitamines du groupe B : B1 (thiamine), B2 (riboflavine), PP ou B3 (niacine), B6 (pyridoxine), acide folique (ou B9), B12 (cobalamine), biotine (ou B8), B5 (acide pantothénique) et vitamine K1.

niveau intestinal ont aussi été remarquées chez des nourrissons et de jeunes enfants. L'autre problème est que le pancréas est sollicité alors que le goût sucré n'est pas présent.

A cause de tous ces paramètres, je conseille de bien regarder les étiquettes et d'éviter les laits maternisés qui contiennent de la maltodextrine.
D'autre part, les protéines des produits issues du lait de vache déclenchent souvent des allergies. Les éléments essentiels à la formation optimale d'une flore intestinale active et de bonne qualité et par conséquent d'un bon état immunitaire, sont absents de ces laits maternisés industriels.
Malgré le rajout de vitamines de synthèse et de minéraux, le nourrisson ne les assimile pas correctement.
Ces laits industriels proviennent d'élevages industriels où les vaches sont confinées, suralimentées, malades et soignées aux antibiotiques.

Ces laits ne sont pas écologiques, car leur fabrication demande beaucoup d'eau, d'électricité et d'emballages sophistiqués. On trouve maintenant des laits maternisés bio qui diffèrent très peu de la composition des autres laits. Dès qu'il y a lyophilisation du lait, instantanéité, il y a chauffage à très haute température. Ces laits sont des aliments morts.

Les enfants nourris au lait maternisé sont souvent constipés. Il faut penser à ajouter dans le biberon une petite pincée de probiotiques, style TransitHL*, ou Bioferment* qui permettra l'ensemencement de la flore intestinale du bébé.

D'autre part, les quantités préconisées sur les boîtes sont souvent excessives et les cuillères doses sont trop grosses et favorisent le surdosage.

Les nourrissons nourris au lait maternisé ont tendance à être plus gros que ceux qui sont allaités. Est-ce en souvenir de la caricature du « bébé Cadum » dont rêvaient les mères des années 50 ?

En cas de non-allaitement, que peut-on donner à un bébé de moins de six mois, hormis le lait maternisé ?

Les autres alternatives au lait maternel :

- lait de chèvre
- lait de jument
- lait de vache
- lait de soja
- laits végétaux

L'aspect nutritionnel d'un aliment est très important, mais ne faut-il pas aussi envisager l'alimentation en fonction de sa vibration énergétique ? Tout ce qui est vivant émet des radiations d'une certaine fréquence correspondant à un certain niveau de vitalité. Une alimentation vivante est celle qui apporte de la vitalité. Un aliment industriel, chauffé à haute température, lyophilisé, broyé rapidement dans des « mixers » métalliques, devient un aliment mort n'apportant plus de vie. Le bébé qui ne peut pas bénéficier du lait maternel, aliment vivant par excellence, a besoin de cette nourriture vivante.

Autrefois, des femmes ayant un bébé au sein, prenait un autre bébé à allaiter devenant « frère de lait » de son propre enfant. Malheureusement, les temps ont changé et les nourrices ne donnent plus le sein. Pourquoi ne pourrait-on pas repenser à ce genre d'entraide ?

Les laits d'animaux

Dans le monde entier, le lait de chèvre est consommé, bien plus que le lait de vache, car le lait de chèvre bien que possédant des qualités nutritionnelles identiques au lait de vache, est bien mieux toléré par les bébés. C'est pourquoi, pendant des siècles, la chèvre remplaçait les mamans qui ne pouvaient pas allaiter leur bébé, car le lait de chèvre possède des qualités nutritionnelles identiques au lait de vache.

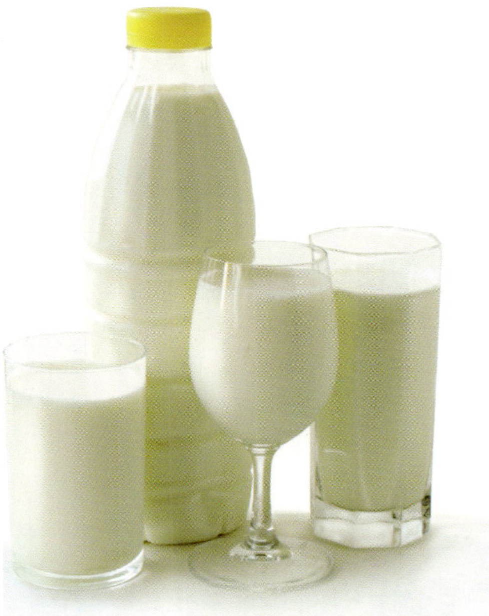

Tableau comparatif des laits animaux

Moyenne En %	eau	Extrait sec	Protéines			lactose	lipides	minéraux
			Totales	caséines	protéines solubles			
femme	88	12	1.2	0.6	0.6	7	3.5	0.3
jument	89.5	10.5	2 1	1		6.5	1.5	0.5
vache	87	13	3.5	2.9	0.6	4.9	3.8	0.8
chèvre	86	14	3.8	3.4	0.4	4.8	4.5	0.9

Ses avantages :

- la composition du lait de chèvre est proche du lait de vache, notamment en protéines, lipides et glucides.
- La différence entre le lait de chèvre et le lait de vache se fait dans la teneur en nutriments. Le lait de chèvre assure un apport en nutriments essentiels.
- Le lait de chèvre contient plus du double de vitamine A que le lait de vache.
- Le lait de chèvre contient quatre fois plus de vitamine D que le lait de vache.
- Le lait de chèvre contient davantage de vitamine C que le lait de vache.
- Le lait de chèvre contient davantage de vitamine B que le lait de vache.
- Il y a un peu plus de calcium et de phosphore dans le lait de chèvre.
- Les teneurs en potassium et en magnésium sont plus élevées dans le lait de chèvre que dans le lait de vache.
- Le lait de chèvre est plus digeste que le lait de vache. Cette propriété est liée à sa forte teneur en acides gras à chaîne courte.
- Son profil en acides aminés totaux est proche de celui du lait humain et les acides aminés essentiels s'y trouvent en excès relatif par rapport aux besoins du nourrisson.

Le lait de chèvre me semble le meilleur substitut au lait maternel. Par contre, l'idéal serait d'avoir du lait de chèvre frais, venant d'un élevage de l'agriculture biologique où les chèvres ne sont pas en stabulation, mais peuvent vivre à l'extérieur et paître.

Le lait même de très bonne qualité perd beaucoup de sa vitalité, de sa valeur nutritive lorsqu'il est UHT ou stérilisé.

Quant au lait de jument, utilisé traditionnellement en Asie Centrale et dans le Caucase pour la fabrication d'aliments traditionnels, il est assez proche aussi de la composition du lait maternel. Par contre, au niveau éthique, jusqu'où irons-nous dans l'exploitation des animaux ? Pour traire une jument, il faut lui enlever très vite son poulain et stimuler sa lactation...

Le lait de vache est une substance extraordinaire secrétée sur mesure par la vache pour son veau afin d'en satisfaire les besoins nutritionnels.

Il n'est pas adapté à la croissance d'un petit humain. Pourtant, quelle publicité est faite autour du lait, vantant ses apports en calcium ! Si on examine la carte mondiale des affections cardio-vasculaires, des cancers hormonaux dépendants (sein, prostate), de l'ostéoporose, on s'aperçoit qu'elle correspond aux pays affichant les plus fortes consommations de produits laitiers. Pourtant, la légende persiste et beaucoup de médecins préconisent la consommation de trois laitages par jour aux femmes pré-ménopausées pour lutter contre l'ostéoporose. Cette maladie est très rare en Orient où les femmes ne consomment pas de produits laitiers.

Aujourd'hui, beaucoup d'enfants et d'adultes sont intolérants ou allergiques au lait de vache. Il s'agit majoritairement de lait industriel. Il provient de vaches qui reçoivent une alimentation trop concentrée, trop riche en protéines et en aliments fermentés. Ces animaux souvent malades sont soignés aux antibiotiques et autres traitements chimiques. Ce lait est donc toxique, sans compter qu'il va subir toutes sortes de transformations pour qu'il se conserve. Lorsqu'il est UHT (ultra haute température), il se conserve pendant des mois à température ambiante, c'est un aliment complètement mort. Curieusement les allergies au lait des bébés et des jeunes enfants apparaissent toujours avec du lait pasteurisé, stérilisé et non avec du lait cru.

Par contre, dans un élevage biologique ou biodynamique, les besoins physiologiques des vaches sont respectés. On respecte également leur intégrité corporelle par exemple en conservant leurs cornes, organes liés à tous les processus de digestion et de reproduction de l'animal. Leur forme en fait un capteur énergétique très puissant.

Joël Acremant écrit dans un article dans la revue *Biodynamis* de l'hiver 1995 : « Il ne faudrait pas considérer le lait comme un produit animal, car, en effet il occupe une place intermédiaire entres les aliments animaux et les aliments d'origine végétale. A une alimentation qui tire vers le bas (carnée), ceux qui font la propagande exclusive pour un régime végétalien, opposent une nourriture qui tire vers le haut (végétale). Les laitages viennent se placer entre ces aliments polaires que sont le végétal et l'animal, ils permettent à l'homme qui s'en nourrit de peser d'un juste poids dans son incarnation ».

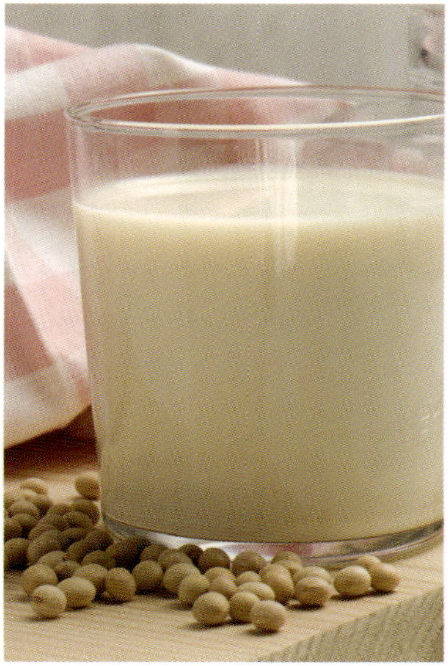

Ne diabolisons pas le lait de vache, animal plein de générosité, surtout lorsqu'il provient d'une ferme en agriculture biodynamique, qu'il est cru, frais et qu'il est consommé à toutes petites doses. Quand on vit dans ou près d'une ferme écologiquement juste, comment refuser ce don de vie ? Pour les bébés, il était parfois donné coupé avec de l'eau pour qu'il soit plus digeste. Le lait de vache convient à priori à la croissance du petit veau, mais dans un environnement écologiquement juste, alors comment refuser ce don ?

Le lait de soja infantile est un aliment parfois donné aux bébés sur conseil du médecin en cas d'allergies aux protéines du lait de vache. Par contre, le lait de soja classique ne doit pas être donné aux nourrissons. Il manque de certains nutriments, contient beaucoup de protéines et de purines. Il est rempli de phyto-oestrogènes qui risquent de perturber l'équilibre hormonal du nourrisson.

J'ai pu voir le cas très particulier d'une maman gravement malade lors de l'accouchement et n'ayant pas pu allaiter. Du lait maternisé lui avait été donné, mais le bébé s'est révélé allergique au lait de vache. Passé au lait de soja, il déclara les mêmes symptômes allergiques. Âgé de trois semaines, sa maman a essayé de lui donner du lait de riz bio du commerce. Trois jours plus tard, le bébé se tordait de douleur, avec une constipation et une grande agitation. Elle me téléphone, affolée, son bébé risquant une hospitalisation dans les douze heures. J'ai alors repensé à une recette macrobiotique ayant sauvé la vie de nourrissons :

- pour 1 bol de riz complet : 9 volumes d'eau froide et une moulinette à légumes

Rincez le riz complet, ajoutez l'eau froide et portez à ébullition sans couvercle. Au moment de l'ébullition, couvrez et laissez cuire très doucement six heures de suite. Passez à la moulinette et recueillez le lait de riz. Mettez-le dans le biberon avec une pointe de sucre de canne intégral et un peu de votre salive pour apporter les enzymes permettant de digérer ce lait de riz.
Trois heures après l'absorption de ce lait, le bébé a fait des selles et s'est endormi tranquillement.

Les laits végétaux du commerce comme le lait de riz, le lait d'avoine, de quinoa devraient être considérés comme des aliments de compléments, des aides culinaires mais certainement pas comme des aliments de consommation journalière. Ceci est d'autant plus vrai quand il s'agit de nourrissons. Par exemple, le lait de riz contient beaucoup d'amidon, très peu de protéines, de la maltodextrine et des vitamines rajoutées. Dans ce cas, l'eau coûte très cher ! Le lait de soja est fabriqué avec une macération de soja jaune dans de l'eau. Il ne devient intéressant nutritionnellement que lorsqu'il est caillé avec du nigari pour se transformer en tofu.

Les laits d'amandes, de noisettes faits maison à partir de purées ne seront donnés qu'à partir du quatrième mois, voire du cinquième mois.
A partir du cinquième mois, dans la journée, on peut remplacer un biberon de lait maternisé par un biberon de bouillie au lait d'amande, tel que le *Milkervé©* qui est une préparation en poudre à diluer avec de l'eau. Elle contient des amandes blanches broyées à froid et mélangées à du blé Kamut© germé. Ce blé contient peu de gluten qui est transformé lors de la germination et qui n'est plus allergisant :
- Du cinquième mois au huitième mois : mettre une cuillère à soupe bombée de *Milkervé©* pour un biberon de 180 ml. Pour cela, il faut faire chauffer l'eau et verser sur la poudre de Milkervé pour qu'elle gonfle. Bien mélanger, rajouter un peu de salive pour la digestion. Comme c'est un produit artisanal, broyé à la meule de pierre, il peut rester quelques morceaux plus épais. Il suffit de passer la bouillie dans un chinois avant de la donner au bébé.
- A partir du huitième mois : composer un biberon avec 3 cuillères à soupe de *Milkervé©* et 250 ml d'eau pour un biberon de 250 ml.

Une autre recette de bouillie qui peut être préparée à partir de crème de riz bio du commerce (riz grillé et réduit en farine)- deux cuillères à soupe pour un biberon de 180 ml - à laquelle une cuillère à café de purée d'amandes blanches est ajoutée. Mettre un soupçon de sucre de canne intégral ou de sirop d'agave et un peu de votre salive pour les diastases. L'amande est un fruit oléagineux extrêmement intéressant sur un plan nutritif. Il contient des protéines en quantités, des acides gras insaturés en majorité, du calcium, du magnésium, du phosphore et de la vitamine E. L'amande est un aliment très bien adapté et assimilable pour les bébés.

A quelle fréquence nourrir son bébé de 1 à 6 mois :

Du 1er 5ème mois (par jour)	Du 5ème au 6ème mois
Lait maternisé 6 à 7 biberons	Remplacer 1 biberon de lait par 1 biberon de bouillie au lait d'amande
Lait de chèvre 6 à 7 biberons	Remplacer 1 biberon de lait par 1 biberon de bouillie au lait d'amande
Lait de jument 6 à 7 biberons	Remplacer 1 biberon de lait par 1 biberon de bouillie au lait d'amande

Pour les bouillies au lait d'amandes : soit prendre du *Milkervé©* dont le mélange est déjà prêt (une cuillère à soupe pour un biberon de 180 ml).
On peut également faire une bouillie préparée avec une céréale instantanée complète de la marque *Holle* (sans ajout), et une cuillère à café de purée d'amandes blanches. N'oubliez pas la salive qui va aider à la digestion ainsi qu'une minuscule pincée de farine crue.
Il est possible de composer les bouillies à partir de crème de riz ou d'autres céréales, en y ajoutant aussi de la purée d'amandes (les crèmes de céréales sont faites à partir de céréales grillées puis réduites en farine, ce qui les rend plus digestes).

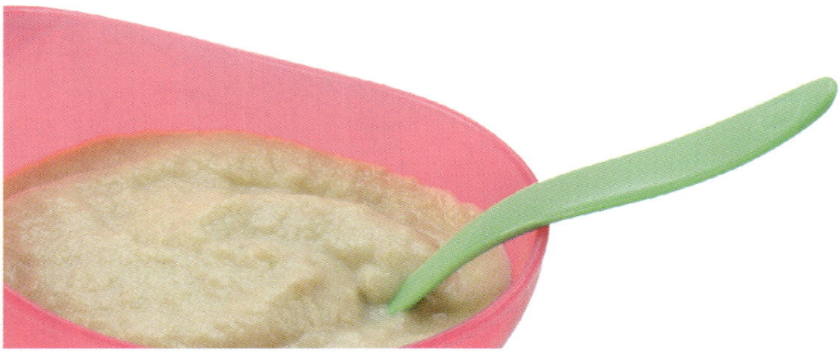

Quand l'allaitement a été complet les trois premiers mois et qu'il faut reprendre son activité professionnelle

Lorsque l'on travaille, le Code du travail prévoit un congé de maternité qui est de 6 semaines avant l'accouchement et de 10 semaines après. Pour les femmes qui attendent leur troisième enfant, ils sont de huit semaines avant l'accouchement et de seize semaines après l'accouchement. La commission européenne a adopté récemment un projet de directive pour allonger de deux semaines le congé de maternité. Ce projet permettrait aux femmes de « concilier leur vie professionnelle et leur vie de mère ». Si le projet est adopté, la France devra mettre son droit national en conformité et allonger ainsi la durée du congé de maternité. Cette règle ne pourra pas voir le jour avant 2010, voire 2011.

Ce qui signifie que si vous voulez continuer à allaiter entièrement votre bébé, il va falloir jongler avec les contraintes du quotidien et surtout apprendre à s'organiser pour continuer à donner les six tétées.

La tétée la plus productive est celle du matin et en principe les horaires de travail peuvent permettre de donner le sein au bébé. Celle-ci pourra sans problème être conservée plusieurs mois encore. En rentrant du travail, au moins dans les premiers temps suivant la reprise, il va être possible de mettre le bébé au sein. Par contre, la fatigue arrivant, les tétées du soir deviendront vite un peu plus difficiles et un biberon de lait tiré sera sûrement nécessaire.

Il faudra donc tirer son lait afin de préparer à l'avance des biberons pour la personne chargée de la garde du bébé. Dans la journée, régulièrement, il va falloir s'arrêter, tirer son lait à l'avance, le mettre dans des pots et le conserver au frais.

Il se conserve très bien, pendant 5 jours au réfrigérateur, plusieurs heures à température ambiante et six mois au congélateur. Même un biberon entamé peut être placé au réfrigérateur et donné pour la tétée suivante. L'idéal est de se faire un stock et de le congeler. Il suffira de mettre le récipient au bain-marie pour le décongeler (surtout pas de four à micro-ondes).

Pour le tire-lait, la marque *Avent* est souvent bien appréciée. Pendant la journée de travail, il faut donc s'arrêter toutes les trois heures, pendant une demi-heure, se trouver un coin tranquille et surtout souffler, respirer pour bien se détendre. Il faut éviter de penser avec anxiété à la quantité de lait qui pourra être tirée. Un petit entraînement chez soi avant la reprise du travail sera bien utile.

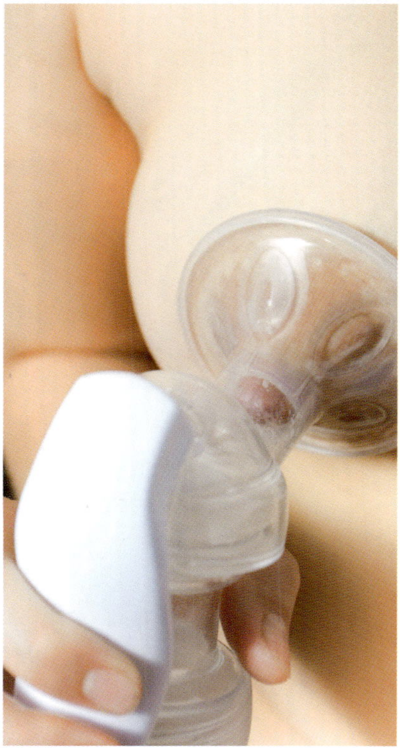

Avec cette méthode, certaines femmes ne rencontrent aucun problème et continuent à allaiter. Pour d'autres, c'est souvent la fatigue qui entraîne une baisse de la lactation et parfois l'arrêt de l'allaitement. Il est possible de compléter une ou deux tétées avec un biberon de bouillie au lait d'amande ou bien du lait maternisé ou animal si le lait maternel fait défaut.

Vers 6 mois, le lait ne comble plus assez les besoins nutritionnels des bébés et c'est le moment de songer à introduire une alimentation solide.
A 6 mois, les bébés deviennent plus actifs, leur système digestif plus mature et les premières dents apparaissent. C'est un point de repère pour introduire peu à peu une nourriture solide. Si la première dent survient avant les six mois, on peut

leur donner des « quignons » de pain dur complet à sucer. Les biscuits type boudoir sont à éviter, car ils sont sucrés et fabriqués à partir de farine blanche raffinée.

Le sevrage

Déterminer le bon moment pour démarrer le sevrage

Les dents de lait ont pour fonction symbolique de séparer la mère de l'enfant. Elles lui donnent l'autonomie suffisante pour exister en dehors d'elle : se nourrir, parler, se défendre. Lorsque la denture de lait est en place, l'enfant est sorti de la première fusion avec la mère.

Dans le *Dictionnaire du langage de vos dents* de Estelle Vereek*, on nous explique que la mâchoire du bas représente la sécurité matérielle et affective donnée par les parents. Elle est liée au corps et au sens du toucher. La mâchoire du haut représente les facultés intellectuelles, la capacité d'apprendre et de se socialiser grâce aux normes fixées par les parents.

Chaque éruption de dent de lait matérialise un stade du développement chez l'enfant. C'est pour cela que lorsque la première incisive centrale apparaît, il faut commencer le sevrage. L'enfant se perçoit distinct au plan physique et a besoin de ce sevrage physique et affectif avec sa maman. Cette première séparation devrait être un moment de joie pour la maman, car l'amour veut que notre enfant grandisse, s'élève et acquiert peu à peu au fil des mois, des années, sa propre identité. Le début du sevrage devrait être l'occasion d'organiser une fête familiale pour célébrer ce passage important transformant le nourrisson en petit enfant.
Il ne faut surtout pas hésiter et avoir des regrets. C'est en étant soi-même sereine et assurée que le bébé pourra aborder ce passage tranquillement.

A propos de la difficulté qu'ont certaines femmes à sevrer leur bébé : il existe actuellement une sorte de « mode » qui consiste à faire dormir son bébé contre soi quasiment jour et nuit, le laissant téter dès qu'il se réveille. Ce qui est normal les premières semaines me semble difficile et peut-être néfaste quand le bébé a 1 an ou plus, sans compter l'avis de son compagnon !

Donner un sens au mot « nourrir »

Nourrir sainement son enfant, c'est lui faire ingérer des nutriments, vitamines, minéraux, oligo-éléments, et protéines qui vont l'aider à grandir, physiquement et spirituellement.
Le corps physique doit pouvoir se développer pour s'incarner sur terre et son âme doit aussi se développer. Que désirons-nous pour notre enfant ? Sachons comment nos convictions philosophiques ou religieuses influent sur nos actes de chaque jour et sur notre façon de nous nourrir. Certains parents veulent que leurs enfants deviennent des guerriers, des paysans, des philosophes, des artistes, des religieux... Mais que veut véritablement l'âme de l'enfant ? Aujourd'hui, les enfants s'incarnant sur terre ont une conscience de la vie tellement différente de celle des siècles passés. Les notions d'écologie, de partage, de paix, d'universalité sont parties prenantes de tout un chacun. L'alimentation des enfants doit être plus subtile, légère, moins polluée, moins carnée et permettre un bon développement de l'âme comme le préconisait déjà Rudolf Steiner.

Liste des aliments qu'un bébé peut manger la première année :

Céréales complètes bio : riz complet, quinoa, millet, avoine, maïs, farine de petit épeautre, blé dur de race ancienne

Légumes de saison : carottes, navets, panais, potimarron, courgette, chou-fleur, chou, brocoli, pas de pomme de terre

Fruits frais de saison : pommes, poires, fraises, framboises, melon, pêches, abricots, pas de fruits exotiques y compris banane et avocat

Fruits séchés : à mettre à cuire dans les compotes de fruits frais pour les sucrer : abricots secs, pruneaux ou à utiliser dans les pâtisseries

Fruits secs oléagineux : sous forme de purée : amandes blanches, sésame blanc, noix de cajou. Sous forme de poudre à diluer avec de l'eau : Milkervé préparation faite à base d'amandes blanches broyées, de blé Kamut© germé (la germination transforme le gluten)

Légumineuses : toujours trempées et en très petites quantités, lentilles vertes et roses, azukis (soja rouge), tofu (résultat du caillage du lait de soja)

Algues de mer : Kombu à mettre à cuire dans le potage ou dans l'eau de cuisson des légumineuses, car elle augmente la digestibilité des fibres

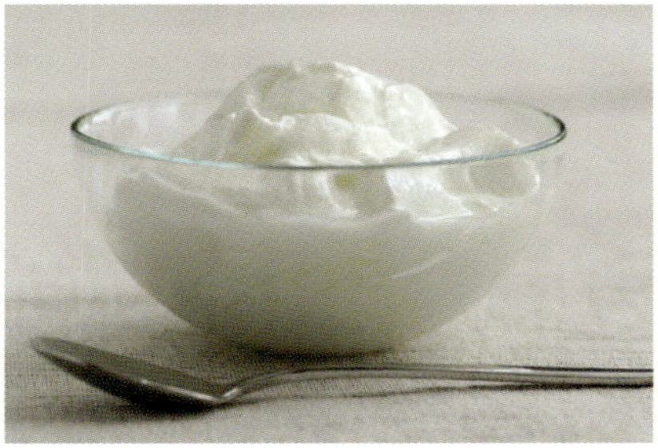

Matières grasses : huile d'olive, de tournesol, de colza ou de sésame, et les purées d'amandes, sésame et noix de cajou

Sel de mer : en très petite quantité, soit 1 grain pour faire cuire une purée

Sucre : utiliser le plus possible les raisins secs, les abricots secs et les pruneaux pour sucrer. Sinon : suc de canne intégral, sirop d'agave, miel

Aromates : thym, laurier, romarin, persil, oignon, ail

Produits animaux : yaourts, fromage blanc, de vache, chèvre ou brebis, éventuellement 1 ou 2 biberons de lait maternisé ou de lait animal, jaune d'œuf

Boisson : eau de source, jus de fruits frais faits maison et jus de légumes frais

Remarques : la consommation de pommes de terre n'est pas recommandée aux enfants de moins d'un an. Elles ne contiennent pas de protéines, ni de fibres. Elles sont acidifiantes et traditionnellement, elles s'associent et complètent les plats de viande. Dans beaucoup de pays, elles sont cuisinées avec de la viande de porc.

Les fruits exotiques y compris les bananes et les avocats ne conviennent pas aux jeunes enfants. La banane comme les autres fruits exotiques poussent sous les tropiques dans un climat très chaud. Ceux-ci ont la particularité de refroidir les personnes vivant sous ces latitudes. Cueillis verts, ils arrivent en France après beaucoup de kilomètres. Leurs propriétés ont disparu et nous refroidissent alors que nous avons besoin de fruits en adéquation avec notre environnement, notre climat. La santé globale dépend aussi de notre interrelation, de l'harmonie qui existe entre nous et notre environnement.

Quelle quantité lui donner ? Au début du sevrage, deux cuillères à soupe sont largement suffisantes. Il faut augmenter les rations au fil des jours, mais un enfant sait toujours s'arrêter lorsqu'il n'a plus faim.

Il y a aussi l'épisode « poussée dentaire » qui perturbe plus ou moins les bébés. Certains seront agités, nerveux, feront un érythème fessier, d'autres auront de la fièvre, certains n'auront plus d'appétit. Il faut en tenir compte et ne pas trop s'inquiéter. Il faut avoir dans sa pharmacie, des granules de chamomilla 7CH et leur en mettre trois sous la langue dès que des manifestations se présentent avec une dent arrivant à fleur de gencives.

Traditionnellement, dans le Berry, les mamans faisaient porter aux bébés des petits sacs contenant des dents de rongeurs. Actuellement, c'est à la mode, de mettre un collier d'ambre autour du cou du bébé pour éviter les problèmes liés aux poussées dentaires. L'ambre a toujours été une pierre protectrice pour les enfants, mais n'a jamais eu de vertus thérapeutiques pour les poussées dentaires. Mais c'est très joli, alors pourquoi pas !

Les principes pour bien alimenter son bébé au début du sevrage

1-La nourriture doit provenir de l'agriculture biologique, qui contient davantage de nutriments et a meilleur goût. Les pesticides génèrent des pathologies de toutes sortes : des intoxications aigües aux troubles de santé très graves, sans oublier les impacts sur le système de reproduction.

2-Préparer soi-même les repas

3-Utiliser des fruits et légumes de saison et de préférence du terroir, ne pas donner de fruits exotiques

4-saler avec parcimonie : 1 grain de sel jusqu'à 1 an

5-Eviter le mixeur qui échauffe les aliments, préférer la moulinette à légumes.

6-Etre patient et calme. Il ne faut pas se décourager si au début, le bébé crache et refuse la cuiller. C'est une question de quelques jours. Il faudra peut-être remettre le bébé au sein ou au biberon et laisser le bol préparé. Il faut lui laisser le temps de s'adapter.

7-Présenter une nourriture sans sel et sans sucre mais goûteuse, variée, appétissante. L'apprentissage du goût commence très tôt. Le plaisir doit être le fil conducteur dans la découverte de l'alimentation solide

Il est primordial de bien digérer la nourriture pour bien assimiler. Pour cela, il faut bien mastiquer et insaliver les aliments. Ce premier temps de digestion est essentiel, car il conditionne son efficacité. L'action mécanique de mastiquer facilite l'action chimique des enzymes de l'appareil digestif. La digestion chimique des glucides par l'amylase commence dans la bouche par l'insalivation des aliments fragmentés. Or, le bébé n'a pas la maturité physiologique pour cela.

Lorsque la purée de riz est prête, vous prenez dans votre bouche une cuillerée et vous la mastiquez. Après quelques insalivations, vous remettez la cuillère remplie d'aliments insalivés et vous mélangez à la purée. Ce geste qui peut paraître bizarre est très important, car il va permettre au bébé de digérer et d'assimiler les nutriments. Quand on n'a pas le temps de mouliner ces céréales, il est possible de faire ce qui se pratique aux quatre coins du monde et chez les animaux. Vous mastiquerez chaque bouchée et donnerez ensuite à votre bébé. Le seul empêchement peut être une grosse infection buccale.

Pour les biberons contenant des bouillies de céréales, vous mettrez un peu de salive dedans et une pincée de farine crue qui aura la même action dans le liquide chaud. A ce moment d'ailleurs, sous l'action des enzymes, la bouillie va se liquéfier.

Les conseils pratiques pour les mamans qui n'allaitent plus :

Généralement, le sevrage se fait sur deux ou trois mois, en remplaçant peu à peu les biberons de lait maternisé, de lait de chèvre ou de jument par des repas solides.
Le premier repas à remplacer peut être celui de midi.

Salive et riz : un cocktail pour bébé !

La présence de votre salive va aider le bébé à bien digérer et assimiler son repas. Il ne sera pas non plus constipé malgré la présence de la carotte.

Le riz complet est une excellente céréale qui ne contient pas de gluten et possède de nombreux minéraux et oligo-éléments.

Les deux premières semaines de sevrage :

Le tout premier repas sera composé de riz complet cuit en bouillie avec une carotte cuite. Ne pas encore saler.

- Prenez une tasse de riz complet bio et rincez-le bien
- Ajoutez 5 volumes d'eau froide et une carotte lavée et coupée en morceaux
- Portez à ébullition sans couvercle
- Couvrez la casserole et laissez mijoter à feu très doux pendant une heure
- Passez le tout à la moulinette qui va écraser et retenir les fibres indésirables
- Versez dans un bol, mastiquez une cuillère de bouillie et mélangez-la au bol.

A partir de la deuxième semaine, ajoutez une demi-cuillère à café d'huile vierge de première pression à froid : huile d'olive si c'est l'été, huile de tournesol, de colza ou de sésame le reste de l'année.

Et une cuillère d'amandes !

L'amande est riche en protéines, mais aussi en acides gras insaturés. Elle contient du calcium, du magnésium, du phosphore et de la précieuse vitamine E qui en fait un antioxydant de premier ordre. La purée d'amandes fait partie des aliments qui ont été donnés de tout temps aux bébés en complément du lait maternel.

Les légumes : à quel moment ?

Certains types de légumes correspondent particulièrement à une tranche d'âge. Ainsi, dans les premiers mois du sevrage, les légumes-racines comme les carottes, les navets sont à cuisiner, puis les légumes-fruits de la famille des cucurbitacées (potimarrons, potirons, courgettes) sont bien adaptés. Par la suite, de 1 an à 18 mois, il faut introduire peu à peu les légumes-feuilles comme les épinards, les poireaux, les blettes et les différents choux. L'oignon, l'ail, et l'échalote pourront agrémenter les plats. Il faut utiliser les aromates comme le thym, le romarin, le laurier, la ciboulette, le basilic, la menthe... qui rehaussent le goût, mais qui ont aussi leur utilité dans la digestion des plats. Les épices à toutes petites doses seront peu à peu introduites dans la cuisine : le safran, le curcuma, l'anis vert ou étoilé, le cumin, les currys, sans oublier la cannelle ou la vanille.

Pour faire découvrir et apprécier les légumes, hormis les purées cuites à l'étouffée ou à l'eau des premiers mois, il faut varier les modes de cuisson. Pour les cuissons à la vapeur, pourquoi ne pas présenter des petites sauces ? Elles seront faites sur la base de jus de légumes : carottes, betteraves par exemple et mélangées avec un peu de purées d'amandes ou de sésame blanc (tahin). Sans abuser de fritures, à partir de 1 an, les petits bouquets de chou-fleur en beignets seront bien appréciés. Le chou frisé braisé avec des morceaux de pommes et parfumé à l'anis vert aura beaucoup de succès auprès d'un petit. Les légumes cuits à l'étouffée, avec un peu d'huile d'olive ou sans huile, développent beaucoup de saveur. Pour ceux qui sont un peu secs, il faut rajouter un peu d'eau. Les cuissons au four sont trop sèches pour un petit.

Il pourra commencer à grignoter quelques graines germées

La présentation a aussi de l'importance !

Un brin de persil finement haché donnera la petite touche de couleur qui rendra l'assiette encore plus appétissante et donnera envie au bébé de goûter ce qu'il ne connaît pas.

La découpe des légumes conditionne la présentation, mais aussi le goût. Par exemple de petits bâtonnets de carottes cuits avec un peu d'eau, de miel et un zeste de citron sont un délice.

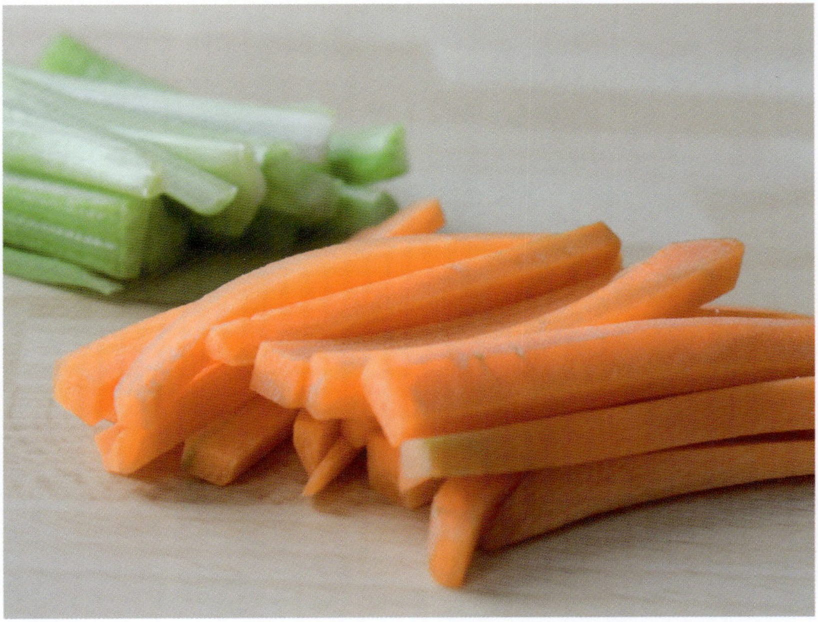

Troisième et quatrième semaine de sevrage :

Il faut continuer le même plat de riz aux carottes et commencer à mettre de la purée d'amande blanche dans la purée à la place de l'huile.
Attention : le bébé a besoin de graisses pour son développent neurologique et sa croissance. N'oubliez pas de mettre dans l'assiette du tout petit soit un peu d'huile de première pression à froid, soit un peu de purée d'oléagineux par la suite.
C'est le moment d'introduire les compotes de pommes. Elles seront cuites sans être épluchées, sans sucre puis passées au moulin à légumes. La compote sera donnée au goûter ou à 10h.

Cinquième et sixième semaine de sevrage :

Introduire une autre céréale comme le millet, le quinoa et séparer dorénavant la cuisson des céréales de celle des légumes. Mettre un grain de sel dans la cuisson des céréales.

Remplacer le biberon du dîner par une soupe qui sera constituée de plusieurs légumes cuits ensemble et moulinés. Elle sera épaissie avec des flocons de riz ou des vermicelles type cheveux d'ange.

Septième et huitième semaine de sevrage (ce qui correspond au neuvième mois)

Mettre un morceau d'algue de mer dans la cuisson des céréales. L'algue Kombu est une laminaire très riche en protéines ainsi qu'en oligo-éléments. On peut commencer à lui donner des morceaux de pain complet dur à grignoter ainsi que des galettes de riz soufflé ou des biscuits maison assez durs et non sucrés.

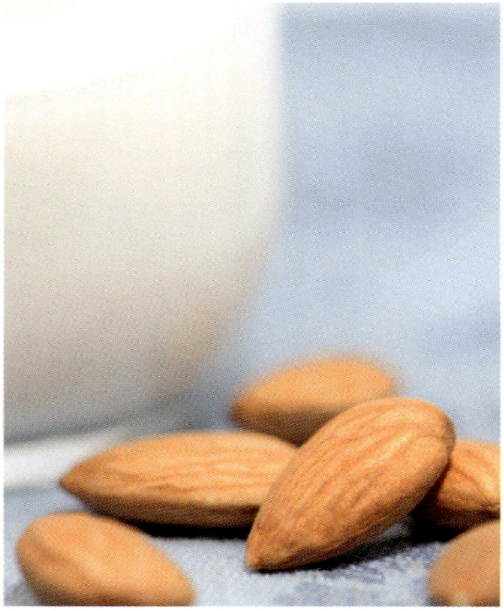

Pour remplacer les biberons de lait maternisé ou d'animal, il est souvent question de laits végétaux.

Les différents laits végétaux :

- Lait d'amandes
- Lait de noisettes
- Lait de soja
- Lait de riz
- Lait d'avoine
- Lait de châtaignes
- Lait de noix de coco

Le lait d'amandes est le lait végétal par excellence, convenant très bien à un bébé. Sa composition est particulièrement adaptée à l'alimentation, apportant des protéines, des acides gras insaturés en majorité, du calcium, du phosphore, du magnésium, des vitamines du groupe B, et de la vitamine E. Il existe soit de la purée d'amandes blanches ou de la purée d'amandes complètes. L'amande blanche, par sa douceur, est parfaite pour les petits bébés. Moi-même, j'ai souvent aussi utilisé de la purée d'amandes complètes pour mes bébés sans aucun souci.
Pour confectionner du lait d'amandes : pour un biberon de 250 ml, une cuillère à soupe est nécessaire (bébé à partir du 7ème mois). Délayer doucement la purée avec un peu d'eau tiède et continuer avec le reste de l'eau. La poudre *Milkervé©*, par exemple est particulièrement bien adaptée : 3 cuillères à soupe pour un biberon de 250 ml. Les doses de purée d'amandes ou de *Milkervé©* peuvent être augmentées si votre bébé n'est pas rassasié. Généralement, on recommande la purée d'amandes blanches jusqu'à huit mois et la purée d'amandes complètes ensuite. Les amandes complètes sont plus riches en fibres et en silice que les amandes blanches. Cela va dépendre de la sensibilité digestive de votre bébé et c'est à vous d'observer ses réactions. Pour ma part, j'ai donné à mes bébés de la purée d'amandes complète dès le moment du sevrage.

Vous trouverez dans le commerce, en magasins « bio », des préparations à base de poudre d'amandes. Regardez bien l'étiquette, cette poudre d'amandes est souvent dégraissée. L'argument est de vous dire que l'huile de l'amande est toxique pour un bébé. C'est faux et dangereux d'énoncer ce genre d'affirmation. Le bébé a absolument besoin d'huile et celle de l'amande est très nutritive, digeste et nécessaire. Elle contient une majorité d'acides gras insaturés très importants pour sa croissance.

Le lait de noisettes peut être donné à partir de 1 an. La noisette est un peu plus riche en glucides et en huile que l'amande mais demeure un fruit très nourrissant, apportant presque autant de nutriments que l'amande.
Le lait de soja ne doit pas être donné comme alimentation à un bébé, car il contient des phyto-oestrogènes qui risquent de perturber le développement hormonal des bébés, surtout de sexe mâle.

Le lait de châtaignes est commercialisé sous forme de poudre instantanée sucrée qui ne convient pas aux bébés. Il s'utilise dans des recettes de pâtisseries et pour des boissons de plaisir pour les enfants de plus de 18 mois. Par contre, la farine de châtaignes est un produit très nourrissant qui peut être ajouté dans les desserts, mais aussi dans les bouillies.

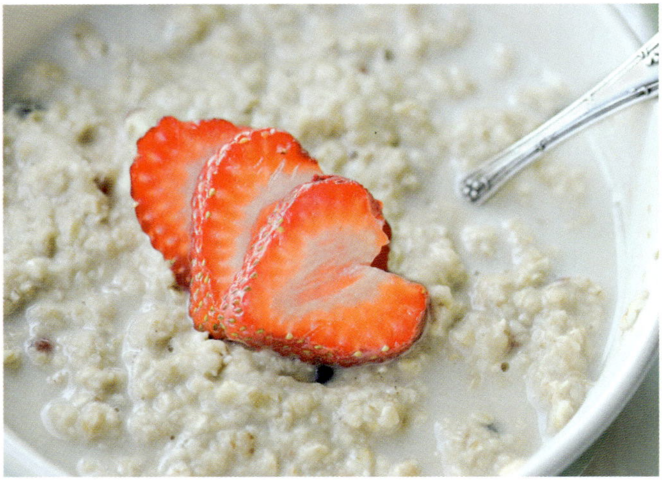

Le lait de noix de coco vraiment délicieux s'apparente davantage à une crème. De texture veloutée il peut se mettre dans les préparations salées ou sucrées. Il ne peut en aucun cas être donné comme aliment pour bébés.

Conseils pour les mamans qui allaitent encore un peu

Généralement, beaucoup de mamans allaitantes sèvrent leur bébé en diminuant progressivement les tétées jusqu'au douzième mois. Il faut procéder comme pour les autres bébés nourris au biberon. Commencer par remplacer la tétée de midi par la purée riz/carottes. Très souvent le sein sera donné au dessert encore un peu. Puis ce sera la tétée du soir à remplacer, car au fil des jours, elle devient beaucoup moins abondante et nourrissante. Il faut observer le bébé et ressentir ce que l'on désire vraiment. S'il y a encore assez de lait, il est possible de continuer d'allaiter. Par contre, il ne faut pas tomber dans l'excès de sentimentalité et continuer un allaitement au-delà de 20 mois. L'enfant a des dents, des besoins personnels à assouvir et doit se détacher de la maman et du sein. Une amie m'a expliqué qu'elle avait été allaitée jusqu'à 2 ans 1/2 et qu'elle l'avait mal vécu. Elle a pu constater que ce grand attachement à sa maman l'avait empêchée de se prendre en mains et elle le ressentait comme une faiblesse dans sa vie d'adulte.

De la neuvième semaine de sevrage jusqu'à l'âge de 1 an

Introduire peu à peu des légumineuses qui seront cuites avec les légumes. Les lentilles roses seront les premières puis continuer sur les lentilles vertes, les haricots ainsi que le tofu qui est le résultat du caillé de lait de soja jaune. Le biberon du petit déjeuner sera remplacé par une bouillie épaisse de *Milkervé©* puis par un porridge fait de flocons d'avoine pré-cuits auxquels seront mélangés purée d'amandes, eau chaude et sirop d'agave pour sucrer.
Il devrait rester encore un biberon de « lait » donné avant de dormir le soir. Il sera supprimé lorsque le bébé aura 1 an environ. On arrive à quatre repas par jour, de 220 à 250g.

On peut arrêter de mastiquer ou de mettre de la salive dans les céréales. Il suffira de lui écraser à la fourchette les céréales et les légumes pour l'habituer peu à peu à mastiquer lui-même.

Actuellement, la nourriture style *fast-food* est molle. Le pain est du pain de mie et tout est mou. C'est comme cela que l'on prépare des générations qui ne pourront plus « croquer la vie à pleines dents ».

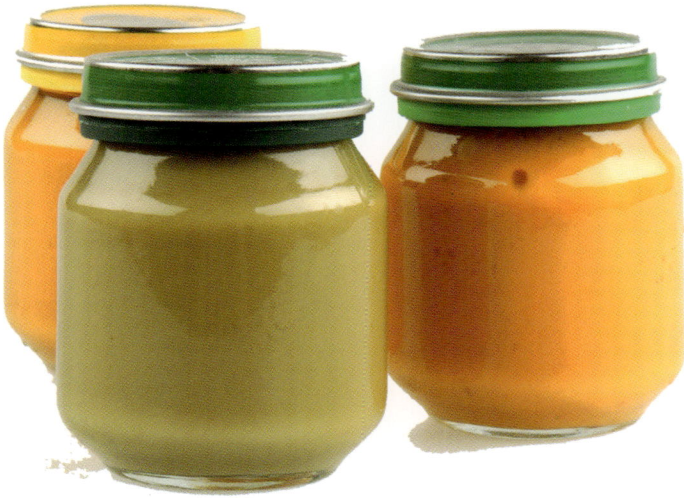

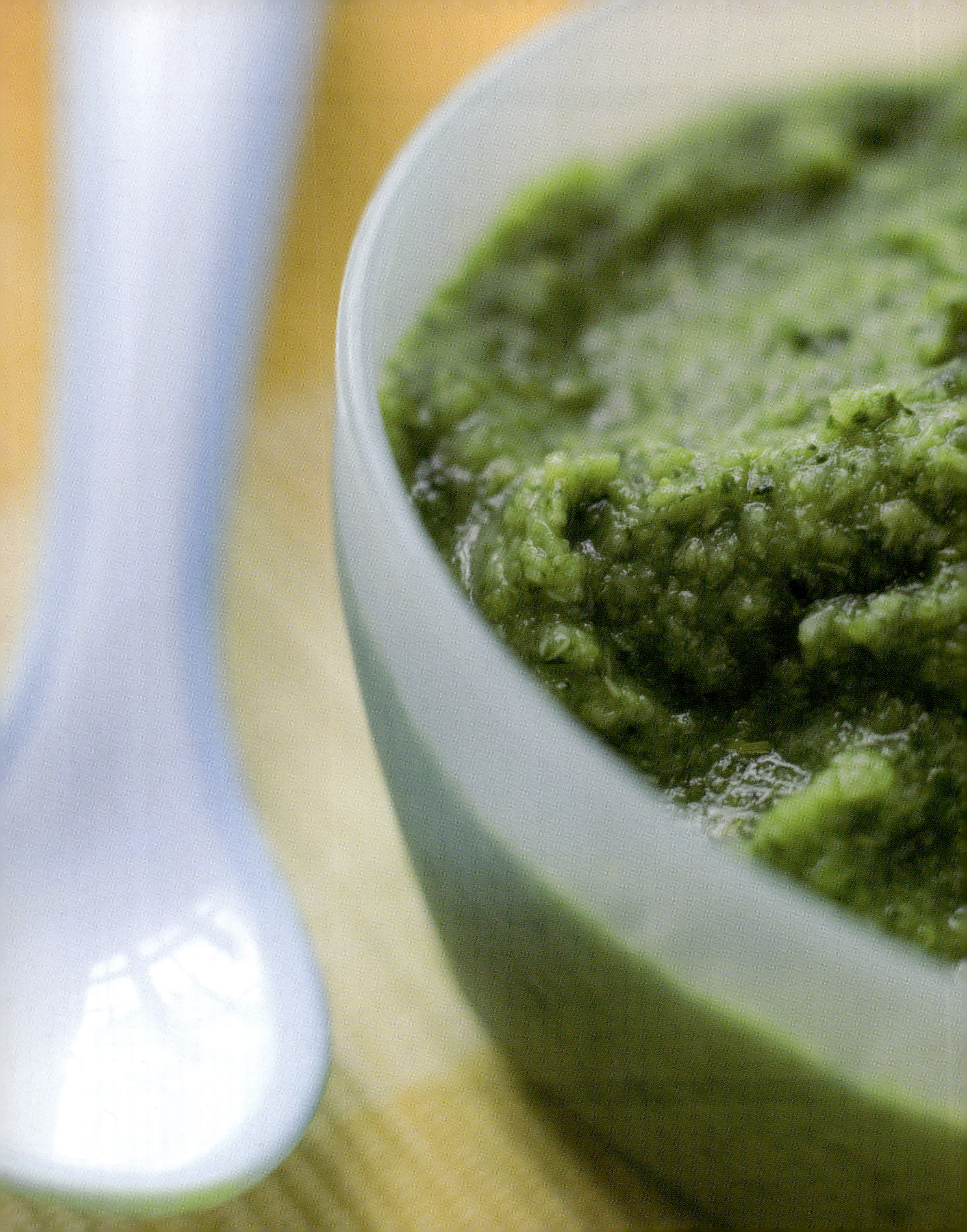

L'alimentation du bébé de 1 an à 18 mois

Conseils

Peu à peu votre bébé va goûter d'autres légumes cuits comme les épinards, les blettes, les poireaux, les choux, mais aussi les légumes crus râpés finement : carottes, radis, betterave rouge, radis noir.

Dans le potage du soir, une petite pointe de couteau de miso sera rajoutée au dernier moment. Le miso est une pâte à base de soja jaune fermenté et de sel, de riz ou d'orge. Produit traditionnel au Japon, il demande plusieurs années de préparation. C'est un concentré de vitamines. Il apporte beaucoup de protéines et de la vitamine B12. Par contre même si le sel est devenu assimilable, il ne faut pas en donner trop aux enfants. Lorsqu'on ajoute du miso dans le potage du bébé, il faut éviter de saler les légumes en début de cuisson.

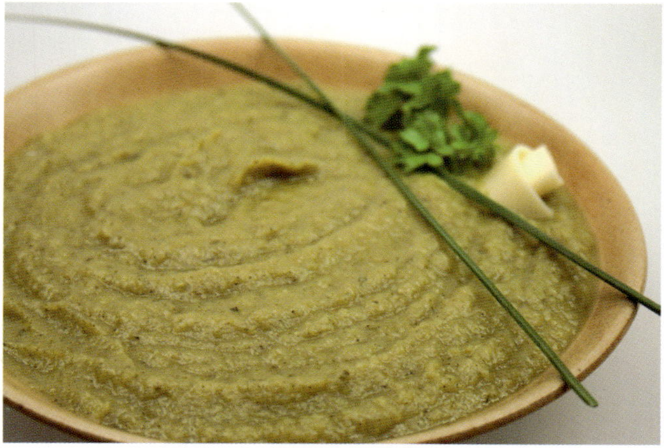

Toutes les composantes d'une alimentation légère d'adulte sont introduites progressivement, avec diversification des protéines d'origine végétale et d'origine animale éventuellement.

Il va falloir introduire doucement dans son alimentation des crudités. Il va s'agir de carottes, radis, radis noirs, betteraves, etc. Mais elles devront être râpées très finement. L'appareil multifonctionnel *Le Champion* est excellent pour sa finesse. Par contre, certains enfants vont bouder très longtemps les crudités. Ce sont des tempéraments d'enfants qui ne supportent pas « le froid » qu'apportent les crudités selon la médecine chinoise. Ne les forcez surtout pas, car leur organisme n'est pas pourvu d'un feu digestif suffisant pour les assimiler. C'est la bonne période pour lui faire découvrir de nouveaux goûts. Il faut être souple et ne pas trop insister si le bébé refuse le plat.

Il y a aussi des bébés qui ont un appétit « fluctuant ». Il ne faut surtout pas y accorder de l'importance, car c'est ainsi que l'on crée un problème. L'enfant comprendra bientôt que le fait de manger ou pas, sera pour lui un moyen de « pression affectif », ce qui n'est pas vraiment sain.
Un bon moyen pour donner de l'appétit est de sortir votre bébé tous les jours par tous les temps. C'est une bonne façon de lutter contre l'oxydation, mais aussi d'avoir cette précieuse vitamine D.

C'est la période où le bébé va vouloir manger tout seul. Il faut s'armer de patience et d'une éponge pour essuyer les aliments tombés. Une méthode consiste à prendre un peu de nourriture dans un bol et laisser votre bébé se débrouiller seul. Il pourra ainsi manger « seul » avec sa propre cuillère pendant que vous lui donnerez une assiette à manger en même temps. N'oubliez pas de le féliciter !

Si nous parlions du pain ? En raison des risques d'allergie au gluten, beaucoup de parents hésitent à donner du pain à manger à leur bébé. Jadis, le pain constituait un véritable pilier de la civilisation. Aujourd'hui, il demeure encore un symbole. Les bébés dans les campagnes avant la Deuxième Guerre mondiale étaient sevrés avec la « panade ». Il s'agissait d'une soupe au pain avec un peu de lait de vache.

En France, beaucoup de générations se sont nourries essentiellement de pain trempé dans une soupe de légumes et de légumineuses. Il est devenu peu à peu un simple complément, une sorte d'accessoire à tartiner ou à éponger l'assiette. Ce pain, qui était complet, au levain, est devenu raffiné à la levure, avec pour conséquences une importante réduction d'apport en protéines, fibres, minéraux et vitamines, mais, par contre avec une plus grande concentration en amidon qui, sans fibres, se comporte comme un sucre d'absorption rapide d'élévation de l'index glycémique du pain.

La règlementation française admet des adjuvants et additifs dont le rôle est de modifier l'aspect de la farine. On peut trouver de la farine de fèves, de l'acide ascorbique, de la lécithine de soja, sans compter les pesticides, pour les pains non bio.

Un autre problème concerne la fermentation de la pâte, même en boulangerie bio. En effet, la plupart des pains sont fermentés par du « levain sur levure ». C'est-à-dire que le levain est démarré à partir de levure de bière. Là, c'est l'action rapide de la levure qui prédomine. Ces deux fermentations ont des résultats très différents.

La levure provoque une fermentation de type alcoolique, avec dégagement de gaz carbonique qui fait lever rapidement la pâte sans modifier les composants de la farine. Ce pain est souvent mal supporté provoquant des fermentations intestinales et est déminéralisant, ce qui n'est pas le cas pour le pain au levain.

Le levain provoque une fermentation lente, notamment lactique, acide qui a pour effet :

- De prédigérer l'amidon et surtout les protéines de la farine, libérant ainsi les acides aminés et de favoriser l'assimilation des minéraux
- D'éviter l'effet déminéralisant des farines complètes : celles-ci contiennent de l'acide phytique libéré par la mouture, qui se combine aux minéraux pour former des phytates insolubles non assimilables. Dans le cas d'une panification au levain, avec des fermentations lentes, des enzymes évoluent dans des conditions de milieu et de temps propices à la neutralisation de ces réactions

- De permettre une meilleure conservation du pain et d'avoir un meilleur goût.

A moins que votre bébé n'ait une hérédité d'allergiques, un bon pain bio au levain uniquement sera un bon aliment digeste et nutritif. Certaines personnes se croient intolérantes au gluten, car elles ne supportent pas le pain. Il faut souvent examiner le pain de près, qui est en fait très souvent, un pain au levain fabriqué à partir de la levure.

Faites attention également aux machines à pain qui font supposer que l'on va réaliser un bon pain. Le temps de fermentation n'est pas assez long pour pouvoir utiliser un vrai levain. En réalité les levains « bio » en poudre sont tous démarrés à partir de levure (c'est écrit sur l'étiquette en toutes petites lettres). Il faut éviter d'en donner aux bébés.

Certains bébés se montrent difficiles et ne veulent pas goûter les nouveaux plats. Pour que ce problème cesse, il faut leur donner, des fruits, des « douceurs », de la douceur. Il va ainsi s'assouplir, s'ouvrir et accepter d'expérimenter de nouvelles saveurs.

Faut-il vraiment lui donner des produits d'origine animale : produits laitiers, œufs, poissons, viandes et, en quelle quantité ? Si vous êtes végétarien, que ce soit pour des raisons d'ordre religieux, écologique ou culturel, votre équilibre alimentaire se compose ainsi :

- Céréales complètes associées avec des légumineuses, des fruits secs oléagineux, des algues de mer. Légumes variés cuits, crus, lacto-fermentés ainsi que des fruits cuits ou crus.
- De temps en temps du poisson accompagné de légumes, ou de pommes de terre ou bien de riz
- Des œufs frais, fécondés de préférence
- Des produits laitiers éventuellement sous la forme de yaourt, de fromage frais ou cuit.

Si vous n'êtes pas végétarien, votre alimentation devrait se composer ainsi :

- Deux fois par semaine, pour le déjeuner, un plat de viandes (varier le style de viandes, blanches et rouges plus rarement et toujours issues d'élevage de l'agriculture biologique), accompagnées de légumes de saison ou de pommes de terre
- Deux fois par semaine du poisson accompagné de riz, de légumes ou de pommes de terre
- Les autres jours de la semaine, les plats pourront se composer de céréales complètes accompagnées de légumineuses, de légumes et de fruits et de purées d'oléagineux : amande, noisette, sésame, noix de cajou
- Des œufs frais
- Eventuellement des produits laitiers (pas tous les jours, ni à chaque repas).

C'est donc en fonction de vos propres habitudes alimentaires que vous allez décider du régime alimentaire de votre enfant. Il faut savoir que l'excès de consommation de viandes est acidifiant pour l'organisme, qu'elles apportent beaucoup de protéines, de graisses saturées et ne comportent pas de fibres. Il faut faire des choix en ayant conscience des conséquences, positives ou pas, qu'ils entraînent.

Sans être forcément extrémiste dans sa façon de s'alimenter, il faut aussi regarder son enfant et prendre en considération ses goûts. D'ailleurs, ils évolueront. Il y a des moments où votre enfant en grandissant, boudera les légumes ou les fruits, ce sera le tour du poisson ou éventuellement de la viande. Il faudra être souple pour ne pas créer des réactions dues à des envies réfrénées ou à des dégoûts dus à des surconsommations de certains aliments. C'est là tout l'art d'être parents : guider fermement, conseiller, faire découvrir le plaisir de manger, sans excès, en souplesse et surtout avec bonne humeur.

Lorsque le bébé de 8 mois n'est plus allaité et ne consomme plus de lait maternisé ou de lait d'animal, s'il le supporte, on peut lui donner un yaourt de lait de vache ou de brebis deux ou trois fois par semaine. Par contre si la maman allaite encore un peu, il n'y a pas d'urgence à lui donner des produits laitiers.

Egalement à cet âge, un jaune d'œuf peut lui être donné, car il contient du fer et de la vitamine B12.

A partir de l'âge de 1 an, du poisson poché peut être introduit une fois par semaine.

Quant à la viande, suivant le choix des parents, de la volaille ou de l'agneau seront consommés 1 fois par semaine à raison de 20g maximum. L'excès de protéines fatigue l'organisme en l'encrassant et baisse sa qualité immunitaire.

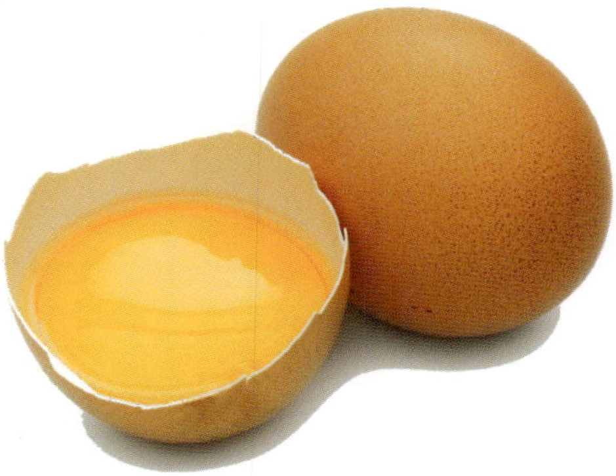

Exemple d'un menu proposé pour les bébés à partir de 1 an :

Le petit-déjeuner Bouillies de crème de riz, ou autres céréales avec au choix, purée d'amandes blanches ou complètes, tahin, noisettes, noix de cajou Porridge avec flocons d'avoine « baby » précuits et Milkervé
Dans la matinée vers 11 heures Jus de fruits de saison ou jus de légumes frais
Déjeuner Purée de céréales complètes (riz, quinoa, sarrasin, maïs) cuites avec algue de mer, bâtonnets de carottes et lentilles corail au lait de coco Compote de pommes
Goûter Yaourt et galette de riz ou pain d'épices maison ou morceau de pain complet
Dîner Soupe de potimarron avec de la purée de noisettes Compotée aux abricots secs

A partir de cet âge, c'est un grand plaisir de fréquenter la table familiale. Outre les nouveaux goûts à découvrir, il pourra surtout découvrir la convivialité. Manger est un plaisir qui se décuple lorsqu'il est partagé.

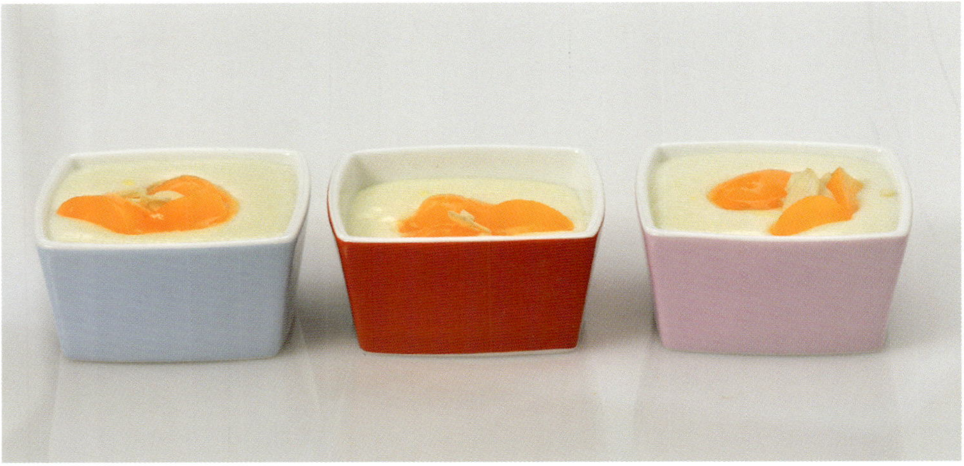

L'alimentation par des petits pots du commerce

Pour la bonne santé du bébé, il faut proposer une nourriture de qualité avec des ingrédients frais et faits maison.

Pourtant, il existe un commerce fleurissant pour les petits pots pour bébés. La gamme d'aliments pour nourrissons est très variée et les combinaisons de plats, de légumes sont très nombreuses. Sur les étiquettes, les fabricants préconisent un âge d'utilisation. Très souvent, on trouve des pots qui peuvent être donnés à partir du 3ème mois ou du 4ème mois. C'est beaucoup trop précoce pour les nourrissons de cet âge qui n'ont besoin que du lait de leur maman ou de leur biberon. Il faut attendre le sixième mois pour que le bébé puisse commencer à digérer d'autres aliments.

Que trouve-t-on dans ces petits pots ?
Ils contiennent en général du sel. Or, on ne devrait pas mettre de sel (un grain est suffisant) dans la nourriture des bébés de moins de 1 an. Une alimentation trop salée peut provoquer des problèmes sérieux chez le nourrisson comme des fièvres et des problèmes rénaux. Il y a une vingtaine d'années, on m'a présenté un bébé de 9 mois qui ne s'asseyait pas. Il était comme figé, crispé dans son lit, ne souriait pas. En fait, ce bébé souffrait d'une surdose de sel. Son état s'est amélioré dès l'arrêt de la consommation de sel.

Dans les petits pots du commerce, on ajoute du sel iodé. A raison de plusieurs repas par jour, l'iode est en dose excessive. Les enfants sensibles sont atteints d'une grande nervosité et sont souvent hyperactifs.

On trouve aussi des produits sucrants sous différentes formes : maltose, maltodextrine, amidon modifié provenant des céréales. Ces ingrédients sont à proscrire, car ils ne sont pas bénéfiques aux enfants surtout s'ils ont moins de 1 an. La mention « sans sucre ajouté » signifie simplement qu'il n'y a pas de saccharose. On peut trouver des édulcorants, des produits sucrants de toutes sortes. Quand c'est écrit : « sans sucre ajouté », c'est qu'il n'y a rien de tout cela.

Il faut lire attentivement les étiquettes et savoir que le premier ingrédient dans la liste est celui qui est présent en plus grande quantité et ceci en ordre décroissant. Il vaut mieux choisir des petits pots contenant très peu d'ingrédients, car sinon ils sont indigestes pour les bébés.
Ces petits pots sont stérilisés, aseptisés et perdent toutes leurs valeurs nutritionnelles et leur vitalité. Ce sont des aliments morts pour la plupart. Ils sont enrichis avec des vitamines de synthèse pour pallier cette pauvreté nutritionnelle.

Les desserts lactés du commerce ne sont pas de bons aliments. Les yaourts aux fruits sont tellement beaux avec leurs fruits multicolores. Ils contiennent du sucre et des arômes de synthèse en grande quantité même si des petits morceaux de fruits sont présents. Il ne faut pas habituer un bébé à ce genre d'alimentation, car par la suite, en grandissant, il sera incapable d'apprécier un goût naturel sans arôme ni sucre.
Le simple bon sens devrait nous empêcher d'acheter ce genre d'aliments pour les bébés.

Ce n'est pas très difficile, ni très long de cuisiner des purées de légumes frais. Pour les purées de céréales nature, il est possible de les conserver pendant deux jours dans un bol avec un couvercle (ou avec un système pour faire le vide) au réfrigérateur. Les purées de légumes sont plus fragiles et le mieux est de les préparer juste avant le repas. Que faire pour les mamans ou les papas ayant peu de temps à consacrer tous les jours à la préparation des repas ? Je déconseille de faire des petits pots qui seraient stérilisés ou congelés, car la qualité des nutriments serait bien amoindrie. S'il faut préparer pour 4 ou 5 jours, les boîtes avec possibilité de faire le vide, me semblent préférables.

Cuisiner pour soi, ses enfants et les membres de sa famille devrait être un plaisir. Il ne faut pas oublier non plus ce que l'on met dans la nourriture et qui n'est pas de l'ordre du physique. La conscience, l'amour que l'on met dans la cuisine sont très importants. Il y a la transmission d'une charge énergétique qui nourrit autant que les ingrédients qui la composent. Cerise sur le gâteau : de nombreuses mamans ouvrent les petits pots et les font réchauffer au four à micro-ondes. L'agitation cellulaire provoquée par les micro-ondes va achever le travail de destruction de l'aliment commencé par l'industriel qui a préparé ce pot, quelle folie !

Il y a aussi toute une gamme de farines instantanées, de préparations pour le biberon ou à donner à la cuillère. Si vous voulez en acheter pour « dépanner », il faut absolument choisir ceux qui ont le label AB. Ce qui n'empêche pas de lire les étiquettes et d'éliminer ceux qui contiennent de la dextrine, maltose, etc.

Quant aux petits pots, ils peuvent être pratiques en voyage. Dans ce cas, il faut acheter également ceux labellisés AB. Ne prenez pas de mélanges, mieux vaut choisir des purées de légumes toutes faites ou des compotes de fruits nature, quitte à mettre dans son sac des galettes de riz soufflé par exemple pour accompagner ces purées.

Si nous voulons éduquer le goût de nos enfants, il faut leur proposer de découvrir, de leur faire apprécier des saveurs naturelles, que nous mettrons en œuvre dans notre cuisine. L'alimentation vivante, de qualité, ne donne pas de goûts standardisés. Pour devenir un adulte libre, non conditionné, doté d'une alimentation harmonieuse, il faut avoir eu la chance d'être bien nourri, sainement depuis la toute petite enfance.

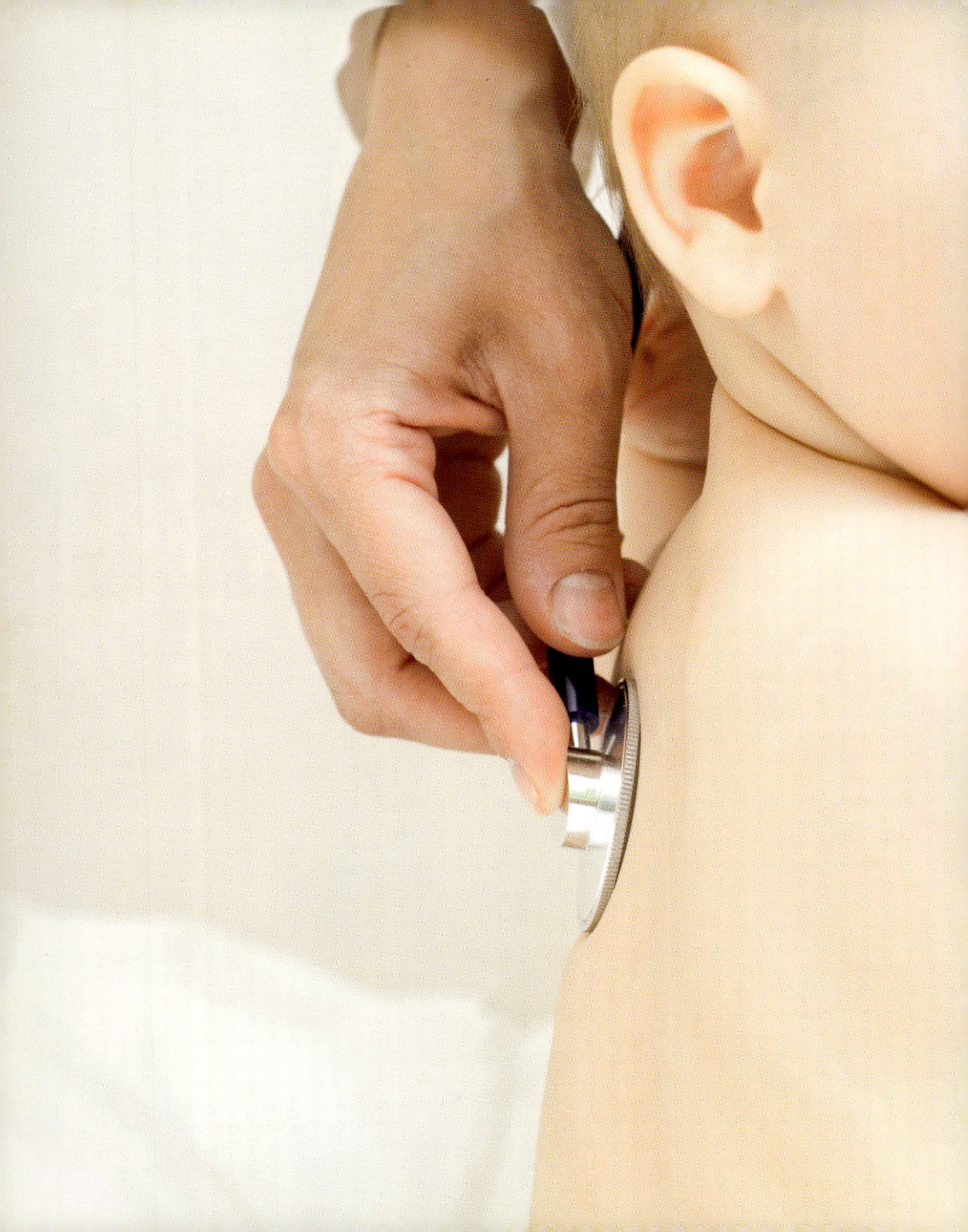

Les allergies et les petites infections

Le système immunitaire

Nous sommes tous les jours confrontés à des quantités de germes, présents dans la nourriture que nous consommons, dans l'air que nous respirons, dans ce que nous touchons, dans le sol que nous foulons. Normalement, face à ces éléments pathogènes plus ou moins offensifs, notre système immunitaire réagit tranquillement, sans trop d'efforts. Lorsqu'il s'agit d'éléments plus virulents, le système immunitaire doit réagir plus violemment. L'organisme est très vite épuisé et se reposer devient primordial. Mais si cela n'est pas suffisant, le métabolisme s'accélère et la température corporelle grimpe. Cette fièvre montre que le système immunitaire réagit pour éliminer ces éléments pathogènes. La fièvre est nécessaire et bénéfique. Il ne faut pas la combattre à l'aide de médicaments. Lorsqu'elle atteint un seuil critique (40°C), il faut réagir, car il y a des risques de convulsions. Un bain à une température de deux degrés de moins que la température corporelle peut empêcher une hausse trop importante de la température.

On peut également fabriquer un cataplasme d'argile sur le front et le bas du ventre. Il va absorber l'excès de température du corps sans bloquer le travail du système immunitaire. (Attention ! il ne s'agit pas de prendre à la légère les grosses fièvres et de refuser toute aide médicale, la vie de votre bébé peut être en danger).

Les cataplasmes à l'argile

Munissez-vous d'un saladier, d'une cuillère en bois, d'un mouchoir en tissu, d'une bande « Velpeau », d'argile verte concassée, d'eau. Dans le saladier, mettez la valeur de deux poignées d'argile verte. Versez dessus de l'eau pour bien la recouvrir. Ne mélangez pas et laissez l'argile absorber l'eau pendant vingt minutes minimum. Quand l'argile semble bien désagrégée, pliez un mouchoir en tissu en trois puis en deux. Avec la cuillère en bois, mettre de l'argile sur le bout du mouchoir. Elle doit faire environ un peu plus d'un centimètre d'épaisseur. Appliquez directement sur le front par exemple. Prenez la bande et enroulez-la autour de la tête afin de maintenir le cataplasme d'argile. Laissez au moins une heure. Si l'argile semble sèche, enlevez-la et recommencez un nouveau cataplasme. Si elle n'est pas encore sèche, attendez encore un peu. L'argile absorbe très vite l'excédent de température et a la particularité de faire dormir le bébé.

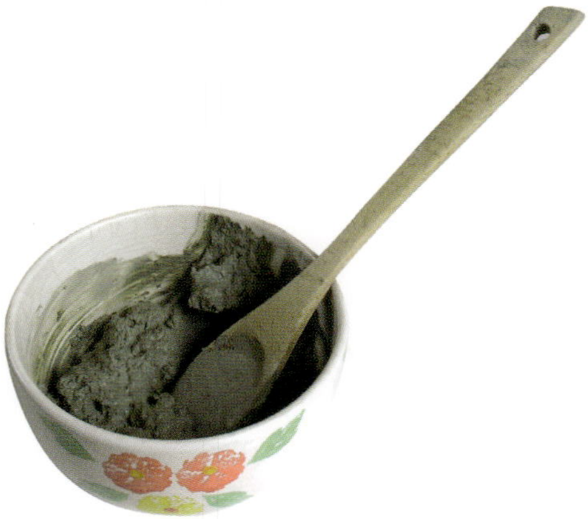

La prise de médicaments paralyse le système immunitaire et l'empêche de remplir sa fonction. Les substances toxiques envahissent le corps et le système immunitaire s'affaiblit.

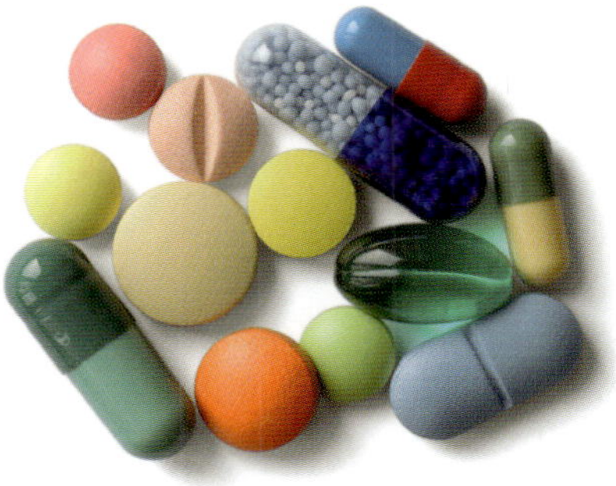

De nombreux éléments peuvent être des facteurs de surcharge du système immunitaire. Normalement, un mécanisme régulateur se met en place pour qu'il y ait équilibre entre l'afflux des substances nocives et la capacité de les éliminer. Mais si la charge dépasse le niveau normal, le système immunitaire s'effondre. Plus il y a de facteurs de surcharge, plus le danger d'effondrement est grand. C'est alors que des allergies peuvent se déclencher. Quand un bébé commence à être fiévreux, enrhumé ou qu'il tousse, il faut supprimer de son alimentation les produits laitiers s'il en consomme et diminuer la ration de graisses et de sucre éventuellement.

Afin d'éviter l'invasion par les très nombreux germes qui nous entourent, notre organisme est muni d'un système de défense ou système immunitaire. Celui-ci dresse des « barrières » : salive, larmes, muqueuses des voies respiratoires, etc. Si malgré cela, certains micro-organismes franchissent ce rempart, ils vont subir l'assaut des leucocytes (globules blancs). Et lorsque ces barrières cèdent, le débordement peut devenir très dangereux.

Notre système immunitaire possède une mémoire nous permettant de ne pas être malade une seconde fois lorsque nous avons contracté une maladie comme la rougeole par exemple. Cette mémoire est constituée de deux éléments : les anticorps et les antigènes. Les anticorps sont des petites molécules protéiques en forme de « Y » synthétisées spécialement pour la reconnaissance des corps étrangers. Les antigènes sont le pendant des anticorps et sont situés sur chaque micro-organisme et sur chaque cellule. La reconnaissance se réalise à partir d'une liaison parfaite « anti-corps-antigènes ». Quand cette liaison se crée, il y a réaction et l'agent pathogène est identifié. A ce moment, l'anticorps dirige le micro-organisme vers une cellule spécialisée (macrophage) capable de l'éliminer. Il existe cinq classes d'anticorps :

- Les IgG sont élaborés en trois semaines. Cependant, à l'occasion d'une nouvelle infection, ces IgG, apparaissent tout de suite sous l'action des lymphocytes B
- Les IgA sont spécialisées dans les mécanismes de défense des surfaces muqueuses
- Les IgM apparaissent rapidement lors d'une infection et retombent à des taux faibles quand les IgG sont produits en grande quantité
- Les IgD jouent un rôle dans l'activation des lymphocytes B
- Les IgE jouent un rôle important contre les infections parasitaires et dans les allergies de type immédiat.

L'allergie est acquise, comme l'immunité, à l'occasion d'un premier contact avec un antigène : il s'agit de la « sensibilisation ». La formation d'anticorps débute et un état d'hypersensibilité s'installe. Il existe quatre types de réactions allergiques. Prenons l'exemple des réactions allergiques de type I (allergie immédiate) :

Un nouveau contact avec un antigène (pollen, pénicilline, etc.) déclenche une forte réaction de l'organisme par production immédiate d'anticorps IgE. Les cellules porteuses d'IgE libèrent des substances agressives (en particulier l'histamine). Une fois libérées, celles-ci entraînent en quelques secondes un effondrement de la pression artérielle. La plupart du temps, cette réaction reste limitée localement et déclenche l'asthme, le rhume des foins. Mais il peut arriver qu'elle se généralise : le choc peut être très violent en causant un spasme de la musculature bronchique pouvant conduire à la mort.

Mais en vérité, l'allergène n'est qu'un facteur déclenchant, révélateur d'un problème de terrain.

Par exemple, pour déclencher un rhume des foins, il faut :

- Un encrassement humoral dû à des consommations répétées de produits laitiers, de sucreries, d'alcool, de tabac, de viandes rouges.

L'état des intestins est en cause directement, avec une dégradation de la flore intestinale.

- Une faiblesse des surrénales, parallèlement à une hypersensibilité du système de défense immunitaire, pour partie héréditaire, pour partie acquise par le stress de la vie moderne, mais aussi par des agressions médicamenteuses et vaccinales continuelles.

Les allergies alimentaires prennent aujourd'hui une importance considérable. Le nombre augmente sans arrêt particulièrement chez l'enfant. D'autre part, le nombre de responsables potentiels augmente avec l'offre de nouveaux aliments, en particulier exotiques. Enfin, on observe de nombreuses allergies croisées entre ces aliments et des facteurs non alimentaires (pollution chimique par exemple).

C'est pour cela que la diversification alimentaire est retardée pour les nourrissons afin de prévenir ces risques d'allergie. Les déclencheurs d'allergies les plus fréquents sont le blanc d'œuf (34%), l'arachide (25%), le lait de vache (9%), le poisson (5%), le blé (2%), le kiwi (1,5%).

Il y a aussi l'hérédité. La sensibilisation *in utero*, via l'alimentation de la mère, n'a pas fait ses preuves. La sensibilisation au lait de vache se fait dès le premier biberon. C'est donc dès celui-ci qu'il faudra, chez l'enfant de parents allergiques, utiliser les laits hypoallergéniques ou mieux ne pas lui donner de biberon. Mais il faut savoir que, bien que toujours préférable, l'allaitement maternel ne résout pas toujours le problème. En effet, il a été démontré que des allergènes consommés par la mère peuvent passer dans son lait, entraînant chez le nourrisson sensibilisation et déclenchement d'allergie.

C'est pour cela également que la diversification alimentaire se fait lentement, en commençant par un seul légume à la fois et un seul fruit à la fois (en bannissant tous les fruits exotiques y compris la banane).

L'intolérance au lactose, le sucre du lait : normalement une enzyme, la lactase, sépare le glucose et le galactose constituant le lactose en permettant ainsi l'assimilation. Certaines personnes sont déficientes en lactase génétiquement. L'activité de cette enzyme diminue à partir de l'âge de deux ans de façon variable selon les ethnies et les individus (moins chez les Nordiques en particulier) et peut donc s'avérer insuffisante. On observe surtout des réactions digestives qui cessent dès qu'on supprime totalement le lactose. Attention, le lactose n'existe que dans le lait des mammifères, mais l'industrie alimentaire utilise ce produit après extraction. On peut donc en trouver dans divers aliments ! Pour attester de cette intolérance, la meilleure chose à faire est de supprimer pendant un mois tous les produits laitiers. Si les symptômes s'atténuent, comme les problèmes de peaux, de toux, etc., il s'agit sûrement d'une intolérance au lactose. Il faut ensuite pendant une semaine, reprendre un fromage cuit type gruyère qui contient peu de lactose et d'observer ce qu'il se passe. Si des réactions fortes apparaissent, c'est que l'intolérance est forte.

En réalité, il ne s'agit pas d'une allergie, mais d'un trouble enzymatique dans le cadre d'une alimentation anormale. La nature n'a pas prévu une consommation de lactose après le sevrage. Mais ne faut-il pas surtout mettre en cause les produits laitiers venant des élevages industriels, transformés en aliments morts et remplis de colorants, d'arômes de synthèse et de sucre ?

Lorsque l'on parle d'alimentation du jeune enfant, la question du gluten revient toujours en force. Le gluten est un constituant des farines de céréales panifiables comme le blé, l'avoine, l'orge ou le seigle. Le riz, le maïs, le millet, le sarrasin, le quinoa, l'amarante n'en contiennent pas.

Quand on parle d'intolérance au gluten, il s'agit d'une hypersensibilité de l'organisme à certaines protéines céréalières, le plus souvent mutées et cuites comme le pain, la pâtisserie, etc. Grâce à leurs structures spiralées et élastiques, ces protéines apportent aux produits de boulangerie de l'élasticité et une excellente cuisson. C'est pour cela que la teneur en gluten des variétés céréalières est en perpétuelle augmentation depuis des décennies pour satisfaire l'industrie agro-alimentaire.

L'intolérance au gluten peut être très importante et dégénérer en maladie cœliaque. C'est une maladie auto-immunitaire, le corps fabriquant des anticorps au contact du gluten contenu dans l'alimentation. Ces anticorps en s'alliant à l'antigène (l'aliment incriminé) vont créer une série de réactions en chaîne pour éliminer la substance reconnue comme nocive. Si ces anticorps mutants sont peu nombreux, ils seront éradiqués naturellement par le système immunitaire intestinal. Mais s'ils sont en quantité trop importante, ils « encrassent » lentement les différents tissus du corps. Ils vont ainsi créer des lésions au niveau de la muqueuse de l'intestin grêle, détruisant les villosités qui ont notamment pour fonction l'absorption des aliments. Elle se manifeste chez le petit enfant par un arrêt de croissance, des troubles intestinaux et aussi chez l'adulte par des douleurs musculaires, des migraines, une intense fatigue.

On peut s'interroger sur cette intolérance au gluten. En effet, nous vivons dans le « bassin méditerranéen » où le blé est le pilier de notre civilisation, ainsi qu'en Italie, dans les pays du Maghreb, en Egypte et dans tout le Moyen-Orient. L'origine du problème ne vient-elle pas de ce blé qui a changé au fil des temps et dont les chromosomes ne sont plus les mêmes ? Le petit épeautre, qui est un blé qui n'a subi aucune mutation ou recombinaison, ne contient que 7.2 % de gluten et peut être consommé par les personnes sensibles au gluten. Il faut savoir aussi que la germination des céréales garde intacte la vitamine E qui équilibre le gluten. Mon étonnement est grand, lorsque je vais en Italie et qu'apparemment, la maladie cœliaque ne semble pas présente malgré toutes ces pasta mangées en grandes quantités deux fois par jour !

Nous jouons à l'apprenti sorcier, notre alimentation est devenue trop dépendante d'une industrie qui se moque de la qualité et de la santé des consommateurs.

L'introduction de molécules d'ADN étranger dans des plantes génétiquement modifiées pourrait produire de nouvelles protéines susceptibles d'entraîner de nouveaux risques allergiques. Des tests sont élaborés, mais la complexité de la manipulation génétique rend les résultats difficilement lisibles. Cependant, de nouvelles recherches suggèrent que dans le cas du soja, de nouveaux allergènes sont susceptibles d'apparaître à la suite des modifications génétiques. Quant aux vaccins, de nombreuses études ont démontré le lien entre vaccination et allergies de toutes sortes. Jouer avec le terrain n'est jamais neutre.

A l'âge de 18 mois, les enfants devraient avoir subi de nombreuses vaccinations :

- Dès le 1er mois : BCG pour les nourrissons à risque élevé de tuberculose
- 2ème mois : diphtérie, tétanos, coqueluche, poliomyélite (1ère injection), pneumocoque (1ère injection), hépatite B (1ère injection)

- 3ème mois : diphtérie, tétanos, coqueluche, poliomyélite (2ème injection)
- 4ème mois : diphtérie, tétanos, coqueluche, poliomyélite, (3ème injection), pneumocoque (2ème injection), hépatite B (2ème injection)
- 9ème mois : rougeole, oreillons, rubéole : 1ère injection pour les enfants entrant en collectivité avant l'âge de 12 mois
- 12ème mois : rougeole, oreillons, rubéole (1ère injection), pneumocoque (rappel), pneumocoque (rappel)
- 16 à 18 mois : diphtérie, tétanos, poliomyélite (rappel), hépatite B (3ème injection), rougeole, oreillons, rubéole (2ème injection)

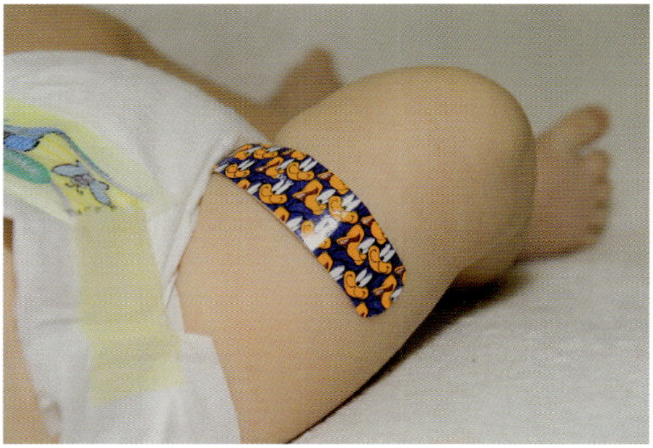

Le calendrier vaccinal est proposé avec de nombreuses autres vaccinations alors qu'officiellement, seules celles contre la diphtérie, la poliomyélite et le tétanos sont obligatoires !

Sylvie Simon, médecin, auteur de *Les 10 plus gros mensonges sur les vaccins* et aussi de *Information ou désinformation* nous dit que les vaccinations déstabilisent le terrain et affaiblissent le système immunitaire qui permet alors une tolérance aux agents pathogènes et surtout une transformation des maladies aigües en maladies chroniques. D'autre part, nombre d'études ont signalé que les maladies d'enfance, que l'on veut à tout prix « éradiquer », jouent un rôle capital dans le renforcement des défenses

immunitaires et la consolidation du terrain et protègent de certaines pathologies, particulièrement des allergies. Il semblerait que l'asthme soit plus fréquent après les vaccins contre les maladies respiratoires : tuberculose, coqueluche ou rougeole. Diverses études démontrent que l'asthme et diverses allergies sont moins fréquents chez les enfants qui ont eu la rougeole que chez ceux qui ont été vaccinés. Il semble évident que la multiplication des vaccins, administrés de plus en plus tôt chez les nourrissons, joue un rôle prépondérant dans l'augmentation de toutes sortes d'allergies.
Les adjuvants de l'immunité, utilisés pour augmenter la réponse immunitaire, sont l'hydroxyde d'aluminium. Il s'agit d'un produit chimique qui occasionne souvent de graves allergies et même des lésions semblables à celles que l'on observe dans l'ESB (maladie de la vache folle). Et depuis plusieurs années, l'aluminium est incriminé dans la maladie d'Alzheimer.
Ces vaccins contiennent également des conservateurs, des contaminants et des antibiotiques. Tous ces produits sont toxiques et susceptibles d'engendrer des réactions d'allergies parfois très graves.

Du squalène, produit très toxique, avait été rajouté dans les vaccins des soldats américains partant à la guerre du Golfe. De ce fait, ils avaient déclaré des pathologies très graves que l'on a appelées « syndrome du Golfe ». Cet additif se retrouvait dans le vaccin de la grippe A par exemple.

Quant à la vaccination elle-même, c'est à chaque parent qu'il incombe de se renseigner, de se documenter et de faire vacciner ou pas son enfant. Il faut être conscient de l'implication de nos choix. En effet, la plupart des crèches refusent les enfants non vaccinés.
Il faut penser aux soins corporels. Les produits « pour bébés » sont remplis de chimie cachée. C'est simple et peu coûteux, de se laver avec du savon de Marseille, d'Alep ou avec des savonnettes fabriquées selon les normes AB et Nature et Progrès. Les laits de toilette, les crèmes pour les rougeurs se trouvent dans la gamme bio, pour ma part j'aime beaucoup ceux des laboratoires Weleda. Mais l'huile de germe de blé nature et bien

sûr bio est une merveille pour tous les problèmes de peau. Les massages pourront se faire avec de l'huile de sésame, de noix de coco, du beurre de karité ou d'huile de jojoba.

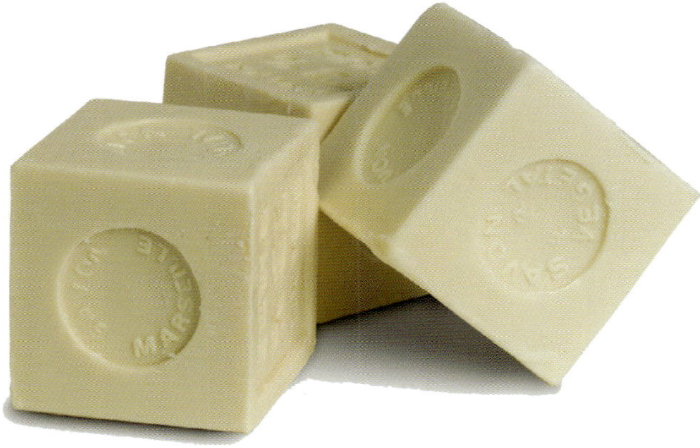

Quand on découvre que son bébé est allergique, avec soit des démangeaisons, des rougeurs, des plaques d'eczéma, il faut accepter de se poser quelques questions ; des questions sur soi, sur cet enfant que l'on découvre, accepter de se remettre en question sans culpabilité. Que constate-t-on ? Le corps s'exprime brutalement plutôt vers l'extérieur : poumons, peau, muqueuses. N'est-il pas en train d'exprimer une sensibilité à quelque chose ? Certains décodages nous aident à comprendre le sens de la « mal à dit ». Par exemple, l'eczéma peut être l'expression d'une séparation qui est vécue comme insoutenable », un feu émotionnel, énergétique que le corps choisit de faire sortir par la peau. Ces mêmes symptômes d'eczéma se retrouvent aussi chez des bébés dont la maman est angoissée, très protectrice, trop « couveuse ». Il existe beaucoup d'eczéma chez les petits qui apprennent à gérer les séparations...

Ces maladies d'allergies sont d'autant plus bénignes et non chroniques, qu'elles sont comprises, accompagnées et non supprimées par des médicaments chimiques. Il faut préparer le bébé à vivre sa vie d'adulte, pleine de surprises, d'émotions fortes, de stress, qui déclenchent une baisse immunitaire, de séparations à réaliser « sans y laisser sa peau ».

Chez le nouveau-né, le système immunitaire n'est pas mature. Il se forme progressivement, en établissant un équilibre entre les substances étrangères ingurgitées et les substances indésirables éliminées.

Dès la naissance, le système immunitaire doit être formé et renforcé par diverses manières.

- Une mise au sein dès la naissance pour un allaitement précoce, permettant de boire le fameux colostrum qui permet le premier ensemencement de la flore intestinale
- Un allaitement les six premiers mois avec un sevrage progressif
- Laisser s'exprimer les réactions de défense très saines, comme la fièvre ou la diarrhée, au lieu de les bloquer avec des médicaments
- Adopter une alimentation de qualité provenant d'aliments issus de l'agriculture biologique. Une alimentation vivante exempte de produits industriels
- Consommer des légumes et des fruits de saison, le plus possible du terroir
- Vivre dans un environnement le plus sain possible : choix des produits d'entretien, de la lessive, de vêtements non traités, de couches non jetables non polluantes, de peintures non toxiques sur les murs, etc.
- Boire une eau de qualité, de source, non minérale, sans nitrates
- Eviter les vaccinations trop précoces et répétées
- Ne pas vivre à proximité d'antennes de téléphones portables ou de lignes à haute tension.

Les petites maladies ont leur rôle à jouer

A la naissance, le système immunitaire n'est pas encore mature, il a besoin du premier lait : le colostrum pour démarrer l'ensemencement de la flore intestinale et lui procurer l'immunisation. En fournissant les doses idéales d'anticorps et en stimulant la formation de la flore intestinale, le lait maternel constitue la meilleure garantie contre les maladies infectieuses.

Parfois, avant l'âge de 1 an, le bébé tombe malade avec un gros rhume, de la toux, de la diarrhée, de la constipation, des otites, de la fièvre. Il s'agit certainement d'une « élimination de l'organisme ». Ce n'est pas grave généralement. En premier lieu, votre bébé va perdre de son appétit. Il ne faut pas le forcer, c'est un mécanisme de défense. Au lieu de prendre de l'énergie pour digérer, l'organisme va se mobiliser pour lutter et se défendre.

Quand un bébé commence à être fiévreux, enrhumé ou qu'il tousse, il faut supprimer de son alimentation les produits laitiers s'il en consomme et diminuer les rations de graisses. Il faut lui donner à boire en quantité, eau ou tisanes appropriées pour que sa peau et ses reins éliminent plus facilement des déchets toxiques. Il ne faut pas combattre la fièvre, car elle a des vertus thérapeutiques. En effet, elle permet d'éliminer les déchets et de lutter contre les germes pathogènes. Si vous donnez des antibiotiques (« contre la vie »), vous allez faire cesser les symptômes : fièvre, toux, otites, etc. Mais ils vont empêcher la maturation du système immunitaire et vont détruire les bactéries de la flore intestinale. Les antibiotiques ne devraient être prescrits que dans des cas très graves qui ne devraient pas survenir les premières années de vie de votre bébé. De toute façon, après la prise d'antibiotiques, une cure de probiotiques, de ferments lactiques

sera nécessaire pendant au moins trois semaines afin de réensemencer la flore intestinale.
Il existe actuellement de nombreuses personnes ou des ouvrages possédant une grande connaissance des remèdes en phytothérapie, en homéopathie, en huiles essentielles et autres, pour pouvoir agir très rapidement dès l'apparition des premiers symptômes. Il faudrait penser à se faire une petite bibliothèque d'ouvrages et aussi une première réserve de remèdes à avoir sous la main en cas d'urgences.

Nous voilà à la fin de notre réflexion et j'espère avoir donné quelques réponses à vos questionnements.

En agissant, avec conscience et amour, nous ferons beaucoup pour notre bébé, mais aussi pour nous et notre planète. N'oublions pas non plus que nos enfants sont aussi nos éducateurs qui nous obligent à beaucoup apprendre. La perfection n'existe pas et nous, parents, faisons de notre mieux.

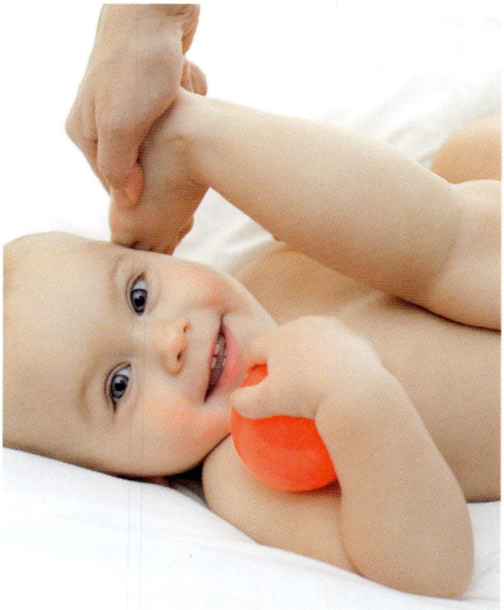

Retrouvons confiance dans notre force et dans notre grandeur de mère nourricière. La simplicité, le bon sens sont des garde-fous précieux pour bien se nourrir, sereinement, et cessons surtout de culpabiliser.

L'amour maternel qui nous anime n'est pas pesant. C'est une force qui nous anime et nous fait évoluer. Allaiter, préparer les biberons ou les repas de son bébé sont des actes qui devraient être vécus en toute conscience. Il ne s'agit pas de devenir un modèle de mère parfaite, mais de vivre justement, d'être en harmonie avec soi-même. Il n'y a pas de « conflit femme-mère » ou « femme-homme », tout est lié...

Le rire est important dans la vie, un bébé en forme, heureux, rit facilement. Alors ensemble, riez et soyez heureux des aventures rencontrées sur le chemin qui sera très long...

Je vous invite maintenant à découvrir, à essayer quelques recettes mettant en oeuvre les bases d'une alimentation végétarienne.

Que les repas soient des moments de plaisir partagé et de découverte. Observez votre bébé, apprenez à la connaître, voyez ce qu'il aime. Est-il porté vers le goût salé, sucré, ou bien le goût plus piquant, même amer ?

Cuisinez avec joie et que votre imagination vous amène à inventer d'autres recettes savoureuses, dont les goûts resteront pour toujours ancrés dans les souvenirs de votre enfant.

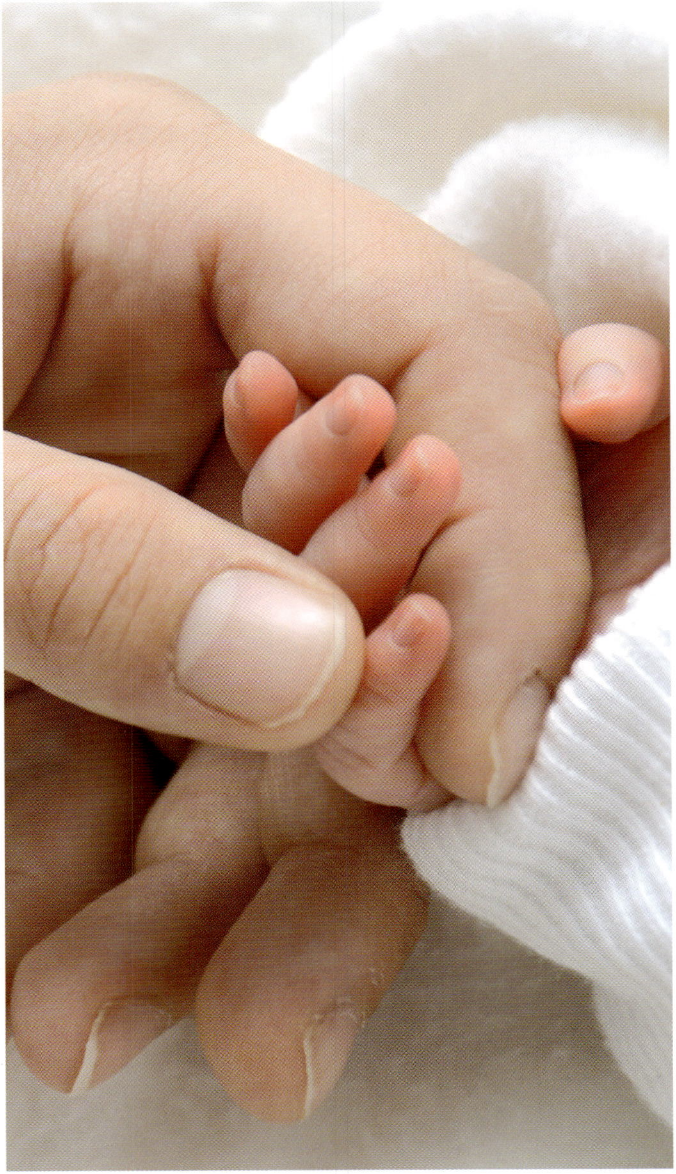

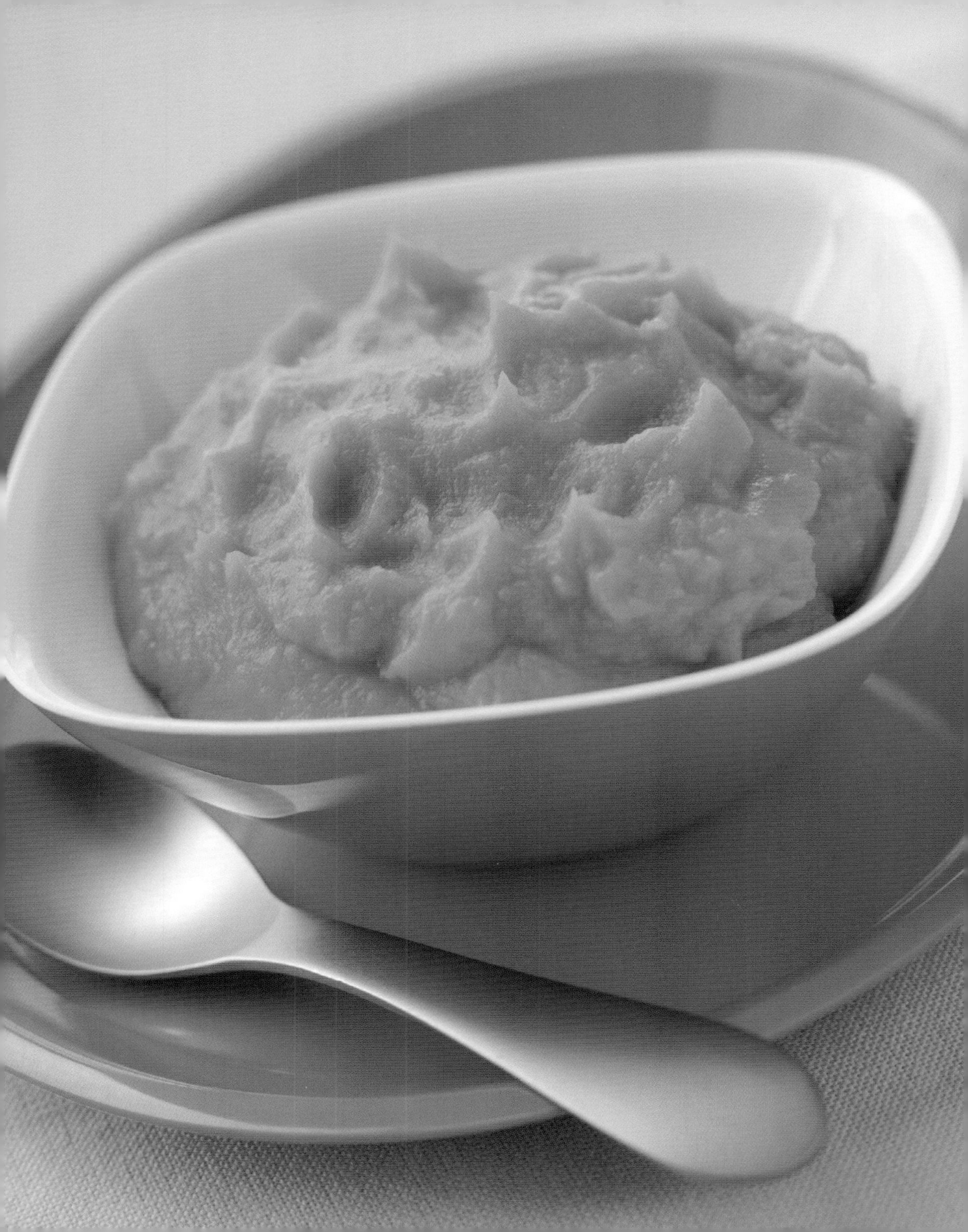

Des idées pour confectionner des recettes

Recettes aux céréales complètes, pour les bébés de + de neuf mois

Maintenant voici quelques recettes à confectionner soi-même. Ces recettes peuvent convenir à toute la famille.

Quinoa

Le « riz des Incas », encore appelé petit riz, est une chénopodiacée (betterave, blette, épinard), utilisée comme céréale depuis l'époque des Incas, cultivée dans les Andes. Les grains sont riches en protéines et en sels minéraux (notamment du fer). Recette de base pour cuire le quinoa : 1 volume de quinoa pour 2 volumes ½ d'eau. Rincez le quinoa et le placer dans une casserole avec l'eau froide. Portez à ébullition, couvrez et cuire 20 minutes à feu doux.

Quinoa rouge à l'oignon

Emincez finement un oignon et faites-le revenir dans un peu d'huile d'olives

1-Ajoutez un bol de quinoa et versez l'eau froide dessus

2-Laissez cuire 20 mn

Les restes de quinoa ou autres céréales se prêtent bien à des croquettes. Par exemple, prenez un reste de quinoa, ajoutez quelques restes de légumes déjà cuits, une pincée d'origan et un peu de farine de riz pour faire la liaison. Cuisez soit à la poêle, soit au four.

Maïs

Le maïs a constitué la base de l'alimentation de tout le continent américain. Cette céréale est douce au goût, car outre l'amidon, le maïs est riche en sucres simples. Attention de prendre des variétés anciennes provenant de Savoie ou du Sud-Ouest. Le maïs se présente généralement sous la forme de semoule appelée « polenta » en Italie du Nord et en Savoie. Elle peut être consommée, soit sous une forme semi-liquide, soit sous une forme très épaisse. Elle sera alors refroidie, puis découpée en morceaux. Recette de base pour faire cuire la semoule de maïs : portez à ébullition 1/2 litre d'eau. Quand l'eau bout, versez en pluie trois cuillères à soupe de semoule de maïs. Faites cuire en remuant sans cesse pendant 5 minutes.

Canapés de polenta aux légumes.

Pour 6
Cuisson : 10mn

- 1 verre de semoule de maïs
- 1l d'eau
- des légumes de saison bien cuits et écrasés
- persil.

1-Portez à ébullition l'eau et versez en pluie la semoule de maïs sans cesser de remuer. Poursuivez la cuisson pendant 5mn

2-Versez la semoule cuite sur une plaque à pâtisserie. Laissez refroidir

3-Prenez un verre et découpez des rondelles de semoule

4-Sur chaque canapé, placez les légumes chauds écrasés. Saupoudrez de persil frais.

Riz

Toutes les sortes de riz peuvent être utilisées : riz complet rond ou long, riz basmati complet, riz thaï, riz rouge, riz sauvage. Il peut prendre la forme de grains, de flocons, de semoule ou de farine. Riche en amidon, sa composition est bien équilibrée en protéines (contient de la lysine), en vitamines et minéraux (apport notamment de silicium, qui facilite la fixation du calcium, du phosphore et du magnésium). Recette de base pour faire cuire du riz complet : 1 volume de riz complet, 3 volumes et demi d'eau. Rincez le riz et le placer dans une casserole avec l'eau. Portez à ébullition sans couvrir la casserole. Saler si besoin, couvrir, baisser le feu et cuire sans remuer jusqu'à absorption pendant 35 minutes.

Riz complet rond doré au curcuma et carottes

Pour 6
Préparation : 15mn
Cuisson : 15mn plus 35mn

- 1 bol de riz rond complet
- 3 carottes
- une pincée de curcuma
- 1 cuillère à café d'huile d'olive,
- Sel (facultatif)
- 3 volumes d'eau froide

1-Lavez les carottes et émincez-les en fins bâtonnets

2-Cuisez-les à la vapeur pendant 15mn

3-Rincez le riz

4-Faites revenir dans l'huile d'olive le riz bien égoutté et le curcuma. Versez l'eau.

5-Portez à ébullition sans le couvercle. A ébullition, mettre un grain de sel, couvrir la casserole et laissez mijoter à petit feu pendant 35mn.

6-Ajoutez les carottes dans le plat de riz

Le riz basmati supporte très bien une petite pincée de safran. La recette de base pour du riz complet, pour un bébé qui n'a pas encore assez de dents pour mastiquer : 1 volume de riz pour 3 volumes ½ d'eau froide.
Si on veut donner une couleur rose au riz, mettre un verre de jus de betteraves dans l'eau de cuisson.

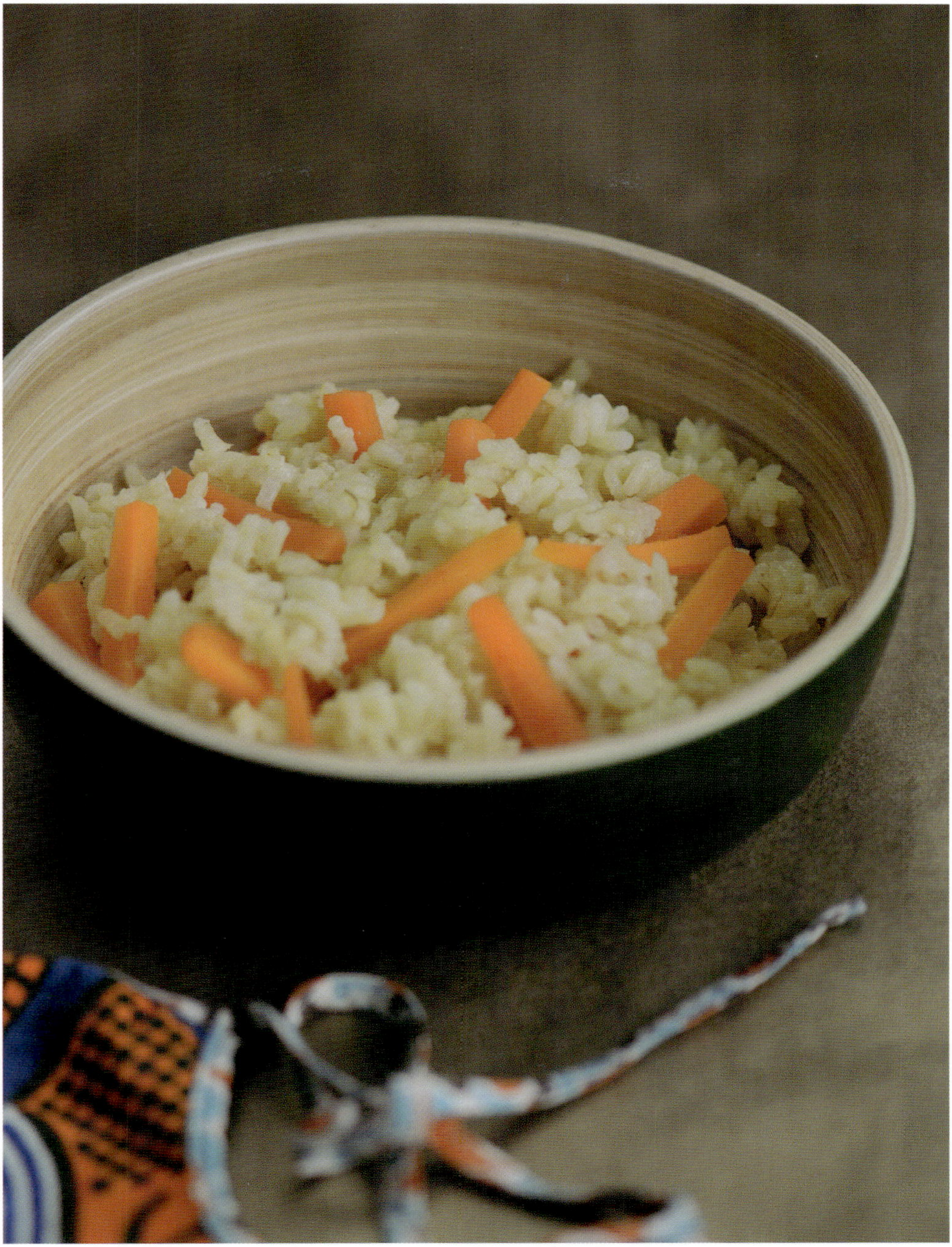

Millet

Elle se trouve sous forme de grains, flocons ou farine. Cette céréale est riche en éléments minéraux (silice, fer, magnésium, manganèse et fluor), en vitamines (A, groupe B) et en protéines.

Recette de base pour cuire le millet : le millet doit être légèrement « grillé » avec un peu d'huile dans la casserole. A part, il faut faire bouillir 3 volumes d'eau légèrement salée. Quand l'eau bout, versez sur le millet et laissez cuire 25mn à feu très doux.

Millet aux raisins et poudre de noisettes

Pour 6
Cuisson : 25mn

- 1 bol de millet
- une petite poignée de raisins secs
- 1 cuillère à soupe d'huile de tournesol
- sel
- une cuillerée à soupe de poudre de noisettes
- 3 volumes d'eau

1-Faites bouillir l'eau

2-Faites revenir dans l'huile, les raisins et le millet (les raisins vont gonfler)

3-Versez l'eau bouillante, couvrez la casserole

4-Laissez cuire pendant 25mn à couvert, à feu très doux

5-Au moment de servir, saupoudrez le plat avec la poudre de noisettes.

Sarrasin

Le sarrasin n'est pas une céréale au sens botanique (c'est une polygonacée) mais s'en apparente. C'est une céréale qui réchauffe et qui doit être consommée de préférence lorsqu'il fait froid. C'est une céréale très nourrissante, l'une des plus riches en minéraux (surtout en magnésium). Elle se présente sous forme de grains ou de farine. Des pâtes, spécialité japonaise, ou soba sont faites avec une majorité de farine de sarrasin.

Recette de base : prenez 1 volume de sarrasin et le faites-le légèrement grillé dans une casserole sans ajout d'huile. Verser dessus 2 volumes d'eau bouillante. Laissez cuire environ 25mn le temps que toute l'eau soit absorbée.

Terrine de chou au sarrasin

Pour 6
Cuisson : 25mn, plus 5mn, plus 20mn

- 1 chou chinois
- une casserole de sarrasin cuit
- 1 oignon
- noix de muscade
- 3 œufs
- un moule à cake

1-Cuisez un bol de sarrasin selon la méthode classique

2-Détachez les feuilles du chou chinois et les ébouillantez-les 5mn

3-Mélangez un oignon revenu dans un peu d'huile au préalable, avec le sarrasin, la pincée de noix de muscade et les œufs

4-Prenez un moule à cake et tapissez-en le fond et les côtés de feuilles de chou. Remplissez la moitié du plat avec le mélange au sarrasin et couvrez-le avec des feuilles de chou. Remettez le reste de sarrasin et finissez avec les feuilles de chou.

5-Mettez à cuire à four doux (180°) pendant 20mn.

Avoine (contient du gluten)

Céréale des pays froids et humides, très nourrissante et énergétique, de toutes les céréales, c'est celle qui contient le plus de lipides, riche en protéines, en teneurs élevées en minéraux et en vitamine du groupe B. Elle se consomme principalement sous forme de flocons.

Recette pour des petits déjeuners :

Prendre de préférence des flocons « baby » qui sont très tendres et délicieux.

Portez à ébullition un bol d'eau et versez trois cuillères à soupe de flocons. Mélangez et laissez cuire 5mn. Ajouter 2 cuillères à soupe de Milkervé®.

Variante : au lieu de mettre du Milkervé®, mettez une cuillère à café de purée d'amandes blanches ou complètes et ajoutez une cuillère à café de sirop d'agave.

Attention : le mélange céréales et fruits crus est très indigeste, utiliser plutôt des fruits cuits ou séchés comme l'abricot, les raisins, etc.

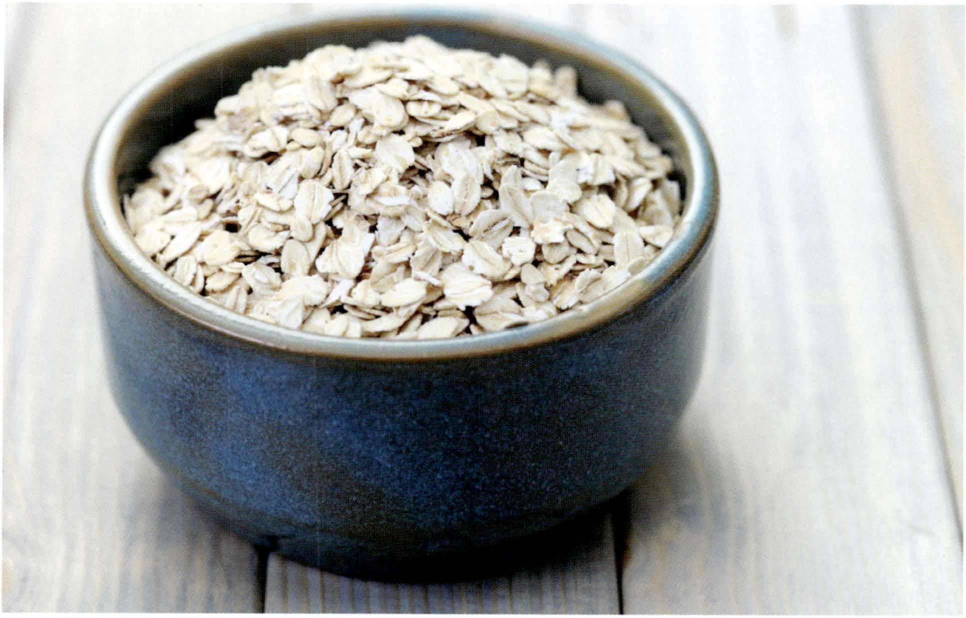

Exemples de recettes aux légumes

Beignets de chou-fleur

Pour 6
Préparation : 10mn
Cuisson : 5mn

• 1 chou-fleur

Pour la pâte :
• 6 cuillères à soupe de farine de blé type 65 (ou farine de riz, dans ce cas mettez 2 œufs dans la pâte)
• une pincée de gingembre
• sel (facultatif)
• eau

1-Versez doucement de l'eau sur la farine pour obtenir une pâte semi-épaisse

2-Détachez chaque bouquet de chou-fleur et les couper en deux si besoin

3-Trempez chaque bouquet dans la pâte et plongez-les dans l'huile de friture chaude pendant 5 mn.

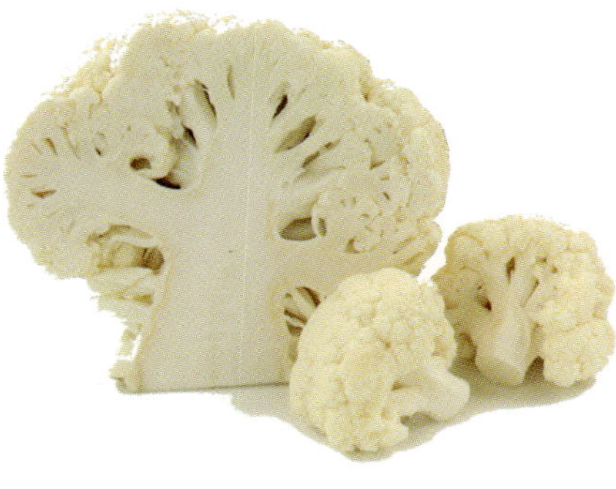

Flans de potimarron au pistou

Pour 6 ramequins
Cuisson : 30mn plus 20mn

- 1 potimarron
- ail
- gingembre
- 3 œufs

1-Cuisez un potimarron coupé en morceaux, à la vapeur pendant 30mn

2-Ajoutez de l'ail, du sel (si besoin), une pointe de gingembre et passez à la moulinette

3-Ajoutez 3 œufs et mettez la pâte dans des ramequins

4-Placez les ramequins au bain-marie et laissez cuire 20mn à four chaud

5-Démoulez délicatement et mettez une pointe de pistou sur le dessus du flan.

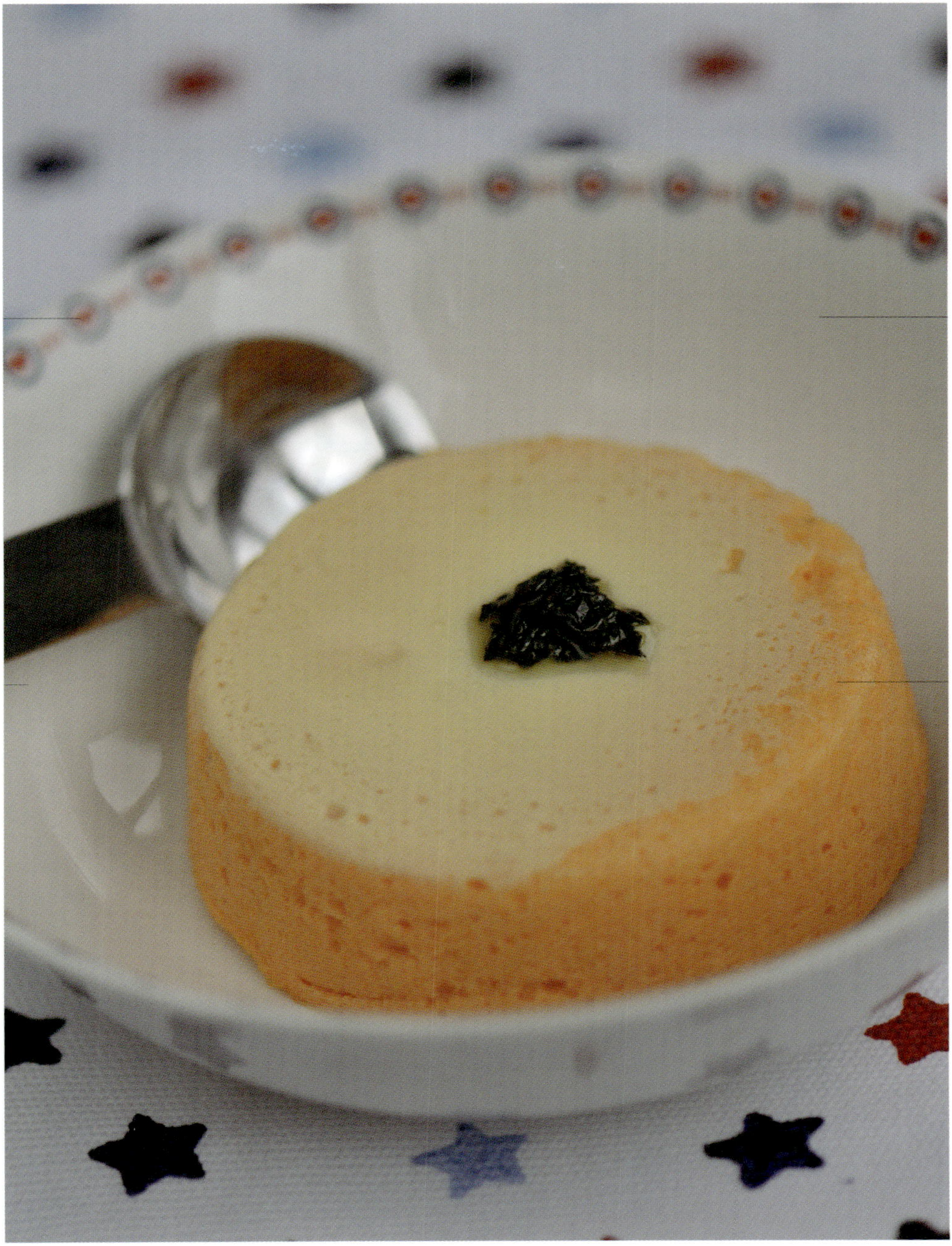

Chou vert aux pommes

Pour 6
Cuisson : 30mn

- 1 chou vert
- 1 oignon
- 1 pincée d'anis vert
- 3 pommes
- eau

1-Faites revenir un oignon dans un peu d'huile d'olive. Ajoutez le chou émincé

2-Ajoutez l'anis vert et les pommes épluchées et coupées en dés

3-Ajoutez une tasse d'eau, du sel (si besoin), et laissez cuire 30mn.

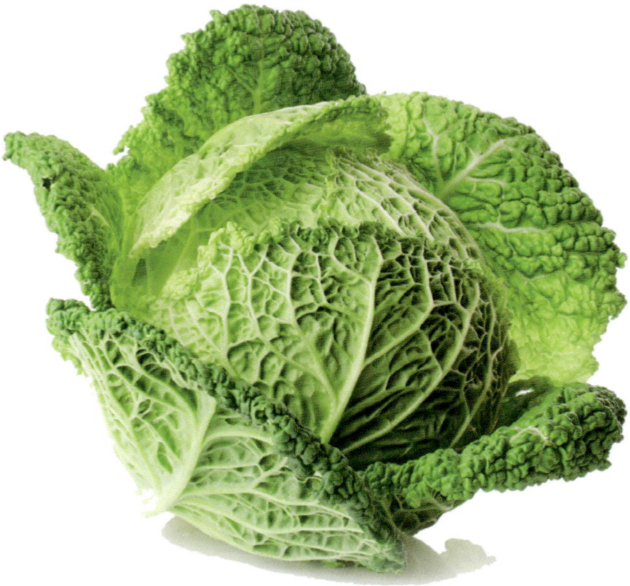

Omelette aux épinards

Pour 6
Cuisson : 10mn

- 6 oeufs
- 3 cuillerées d'épinards déjà cuits
- une pointe de muscade
- origan
- 1 verre d'eau

1-Faites l'omelette en battant les œufs avec l'eau, la muscade, l'origan et l'eau

2-Cuisez-la jusqu'à ce qu'elle soit ferme

3-Versez dessus les épinards et enroulez-la pour former un gros boudin

4-Coupez une tranche par personne.

Bâtonnets de carottes au miel et au citron

Par personne
Préparation : 5mn
Cuisson : 20mn

- ½ carotte par personne
- une cuillerée à café d'huile de sésame
- Sel (facultatif)
- ½ cuillère à café de miel
- le jus d'un ½ citron

1-Lavez sans éplucher les carottes

2-Détaillez-les en fins bâtonnets

3-Faites-les doucement revenir dans l'huile et couvrez pour laisser cuire (si les carottes sont sèches mettez un peu d'eau)

4-Après 20mn de cuisson, ajoutez le miel et le jus de citron.

Les sauces d'accompagnement

Sauce à la carotte

Mélangez une cuillère à soupe de purée de sésame blanc avec ¼ de litre de jus de carottes et une pointe de sel. Portez à ébullition tout en remuant.

Sauce à la betterave

Mélangez une cuillère à soupe de purée d'amandes blanches avec ¼ litre de jus de betterave. Faites chauffer en remuant jusqu'à épaississement.

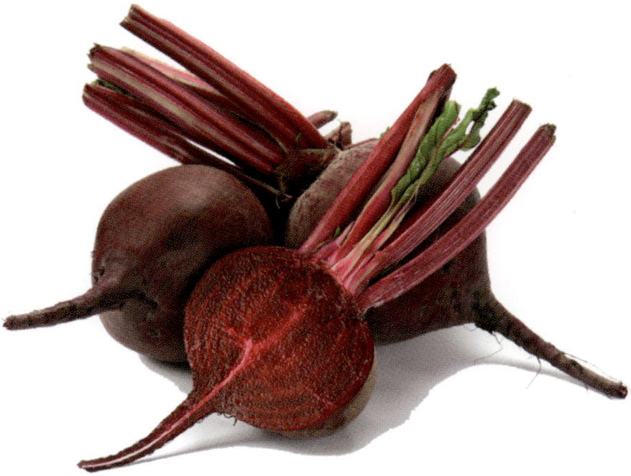

Sauce à l'ortie

Mettez une poignée de feuilles d'ortie fraîches avec une tasse d'eau, une cuillerée à soupe de poudre de noisettes, une pincée de sel. Laissez cuire 5mn. Ajoutez une cuillère à café de crème de soja et mixez le tout. Réchauffez avant de servir.

Sauce aux lentilles corail

Mélangez ½ verre de lentilles roses, 2 verres d'eau, une pincée de cannelle. Cuisez 20mn.

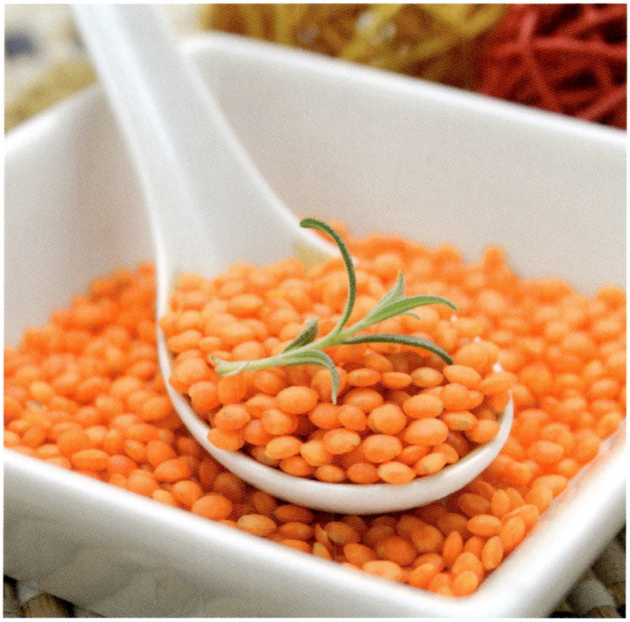

Sauce aux noisettes

Diluez une cuillère à soupe de purée de noisettes avec le jus d'un demi-citron et une tasse d'eau. Chauffez le mélange tout en remuant. Ajoutez un peu ciboulette ciselée.

Des légumineuses

Houmos

1- Faites tremper 500g de pois chiches dans un saladier d'eau pendant toute la nuit

2-Mettez-les dans une cocotte avec un morceau d'algue kombu et couvrez-les d'eau froide et laissez cuire pendant une heure.

3-Egouttez-les et mettez-les dans un blender

4-Ajoutez 2 cuillères à soupe de purée de sésame blanc (ou complet), le jus d'un citron, une gousse d'ail et une tasse d'eau, sel (si besoin), et un peu de cumin en poudre. Mixez le tout et servez en accompagnement de légumes, ou sur une tartine.

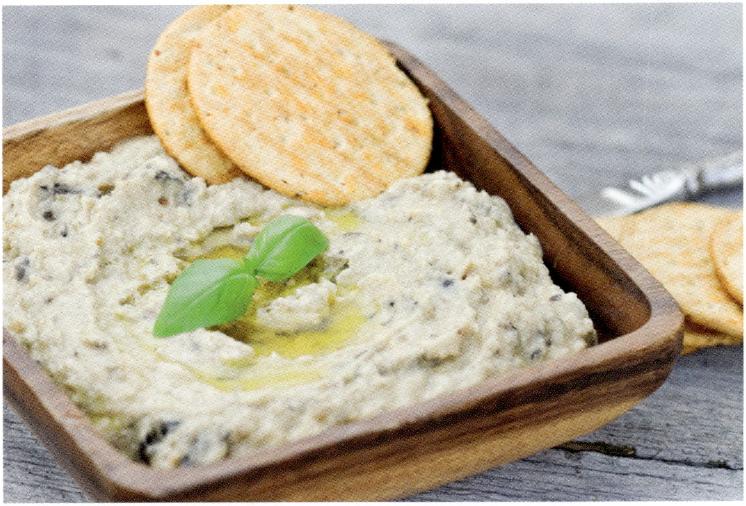

Purée de pois cassés

Pour un bol de pois cassés, 2 volumes d'eau froide, coriandre en poudre et une cuillerée à soupe de purée d'amandes.
Cuisez les pois avec l'eau et la coriandre en poudre pendant 45mn. Salez éventuellement et ajoutez la purée d'amandes.

Salade de haricots (blancs ou rouges)

1-Faites tremper un bol de haricots pendant une nuit. Les cuire avec de l'eau, un morceau d'algue et une branche de sarriette

2-Après 35mn de cuisson, égouttez-les et rajoutez une carotte râpée finement et une pomme. Diluez une cuillère à café de purée de noix de cajou avec le jus d'un citron. Mélangez aux haricots et un peu de basilic frais.

La sauce au tahin

- 1 c.à s. de tahin (purée de sésame blanc)
- 1/2 verre d'eau
- Le jus d'un citron
- 1 pincée de cumin

1-Mélangez le tout et servez avec des falafels (recette suivante) par exemple. Pour les adultes, rajoutez des oignons, de l'ail et une pointe de piment dans les falafels. La sauce tahin peut être salée et assaisonnée d'une pointe d'ail.

Falafels à la sauce tahin

Cuisson : 1 heure
Trempage : une nuit

- 500g de pois chiches
- 30g de farine de blé
- Une pointe d'ail et d'oignon
- 1 brin de persil
- 1 petite pincée de sel

1- Faites cuire à grande eau et avec un morceau d'algue kombu, les pois chiches qui auront trempé toute la nuit.

2-Les égoutter et les mixer avec l'ail, l'oignon, le persil et le sel.

3-Ajoutez la farine et façonnez des boulettes aplaties.

4-Les faire griller dans un peu d'huile.

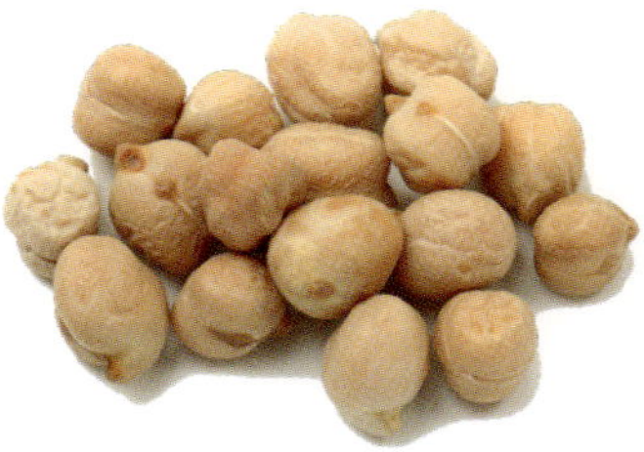

Des desserts

Poires aux épices

- ½ poire par personne
- un verre d'eau
- un bâton de cannelle
- ½ cuillère à café d'eau de fleur d'oranger
- ½ cuillère à café de sirop d'agave

1- Epluchez et émincez les poires

2-Faites chauffer l'eau avec le sirop d'agave et la cannelle

3-Plongez les poires dans le liquide chaud et laissez cuire pendant 10mn

4-Ajoutez l'eau de fleur d'oranger.

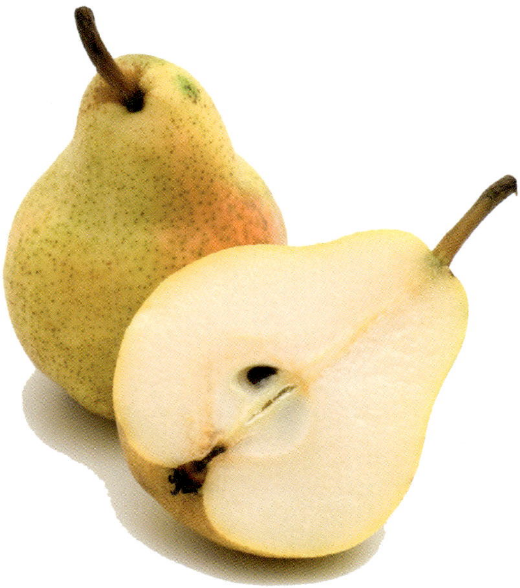

Madeleines

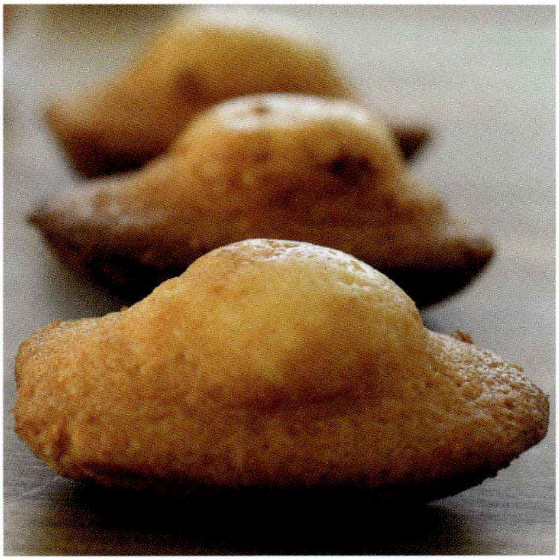

Pour 12 madeleines
Cuisson : 8mn

- 300g de farine de blé type 65 (ou farine de riz)
- 225g de sucre de canne roux
- 150g de graisse végétale ou beurre
- 6 œufs
- un zeste de citron
- une pincée de vanille
- 1 cuillère à soupe de bicarbonate de soude

1-Faites fondre la graisse

2-Mélangez les œufs avec le sucre, la farine, le zeste de citron, la vanille, la graisse végétale refroidie et le bicarbonate

3-Mettez la pâte au réfrigérateur pendant au moins 1 heure

4-Chauffez le four à 230°. Enfournez vos moules à madeleines et laissez cuire pendant 4mn. Baissez le four à 210° et laissez encore 4mn.

Flan de semoule

Cuisson : 10 mn

- 80g de semoule
- 50g de purée d'amandes blanches
- 2g d'agar-agar
- 1 c.à s. de jus de citron
- 1 c à s. de sirop d'agave
- Curcuma

1-Jetez en pluie la semoule dans l'eau bouillante au curcuma. Remuez pendant 5 mn.

2-Ajoutez la purée d'amandes et l'agar-agar dilué auparavant dans un peu d'eau froide.

3-Laissez cuire encore 5 min.

4-Faites refroidir dans des ramequins individuels. Démoulez et versez sur chaque flan, le mélange sirop d'agave et jus de citron.

Riz au lait

Cuisson : 1 heure

- 1 litre de lait de riz ou lait cru de vache
- 100g de riz rond blanc
- 1 poignée de raisins secs
- 1 gousse de vanille
- 2 gouttes d'huile essentielle d'orange
- 50g de sucre de canne intégral

1-Portez à ébullition le lait de riz avec la gousse de vanille fendue en deux.

2-Jetez le riz, couvrez la casserole et laissez cuire à feu très doux sans remuer le riz pendant une heure.

3-Ajoutez les raisins secs, le sucre et l'huile essentielle d'orange.

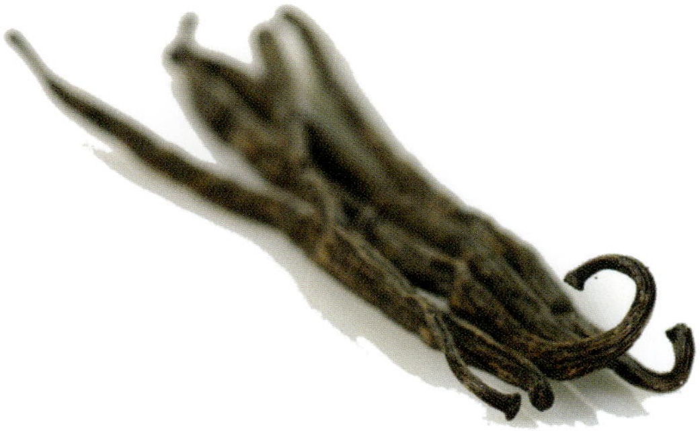

Pommes à l'agar-agar

- 6 pommes
- une pincée de mélange « quatre-épices »
- 1 cuillerée à soupe de sucre de canne intégral
- une poignée de raisins secs
- ½ litre d'eau
- 4g d'agar-agar

1-Lavez, épluchez et coupez les pommes en dés

2-Dans la casserole, mettez les pommes, les raisins secs et le sucre. Ajoutez l'eau

3-Faites cuire 20mn. Mélangez l'agar-agar avec une cuillère d'eau froide. Refaites cuire encore 5mn avec l'agar-agar.

4-Versez dans un moule à cake et laissez refroidir. Coupez des tranches pour servir.

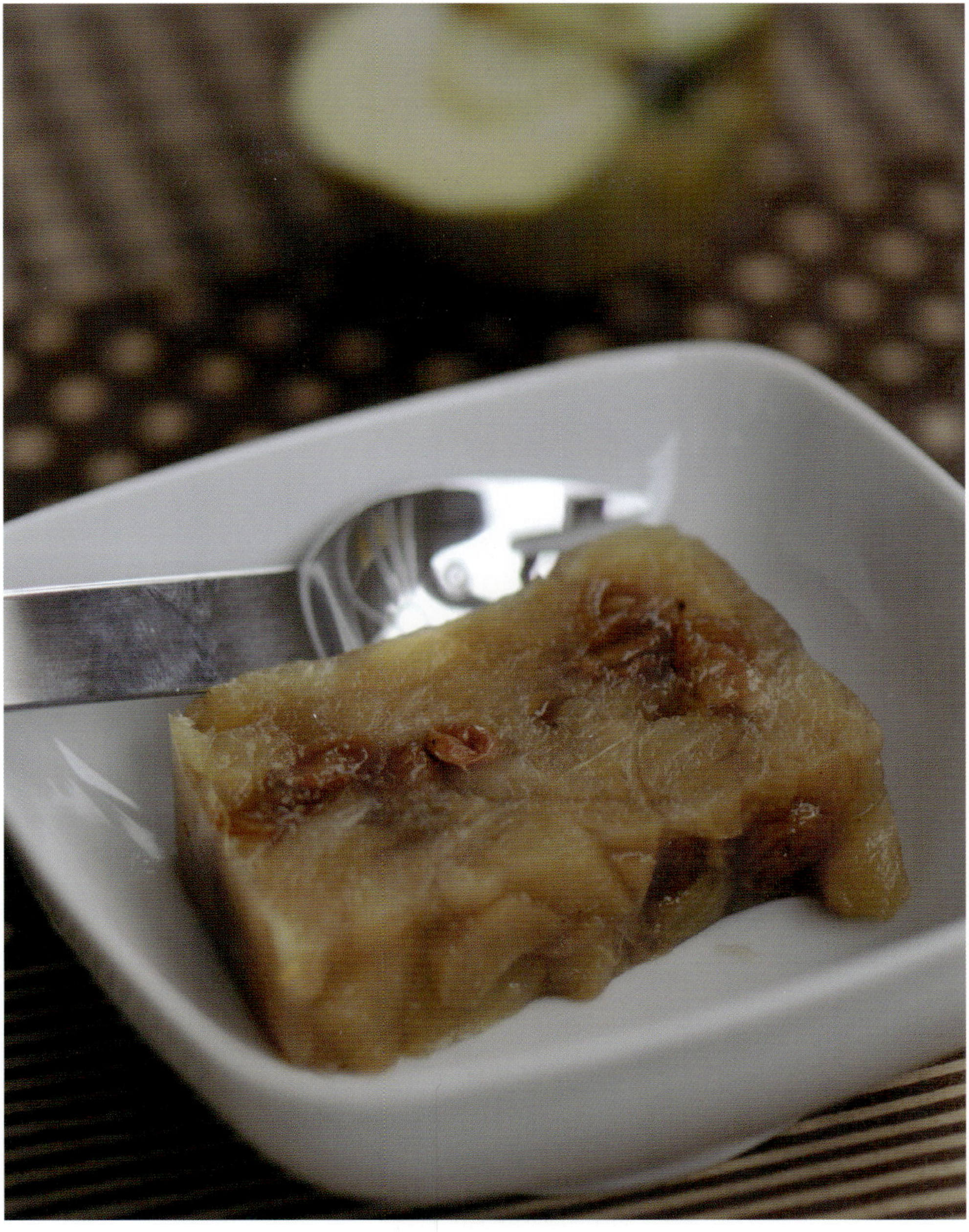

Pain d'épices

Pour un grand moule à cake
Cuisson : 1h30

- 300g de farine de blé type 80
- 200g de farine de seigle
- 1 cuillère à café de graines d'anis vert
- une pincée de cannelle
- muscade et clou de girofle (il existe des mélanges d'épices tout faits pour pâtisseries)
- 500g de miel toutes fleurs
- 1 cuillère à café de bicarbonate de soude
- 2.5dl d'eau

1-Faites chauffer l'eau avec les épices et laissez infuser pendant au moins 10mn

2-Mélangez les farines avec le miel et l'eau épicée refroidie

3-Ajoutez le bicarbonate et versez la pâte dans un moule à cake

4-Cuire 1h30 à four doux (130°).

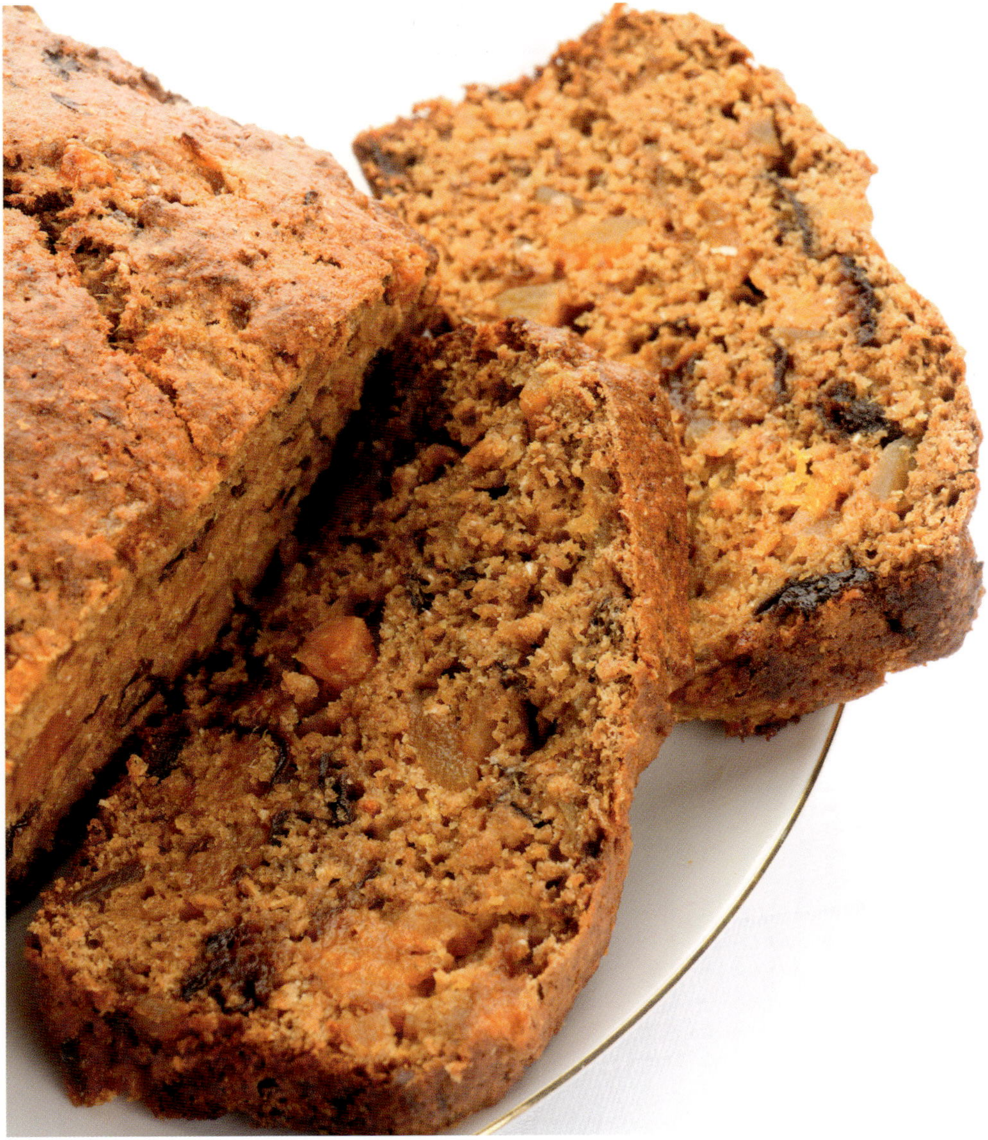

Flan aux pommes

Pour 6
Cuisson : 40mn

- 125g de farine de riz
- 125g de sucre de canne intégral
- 4 cuillères à soupe de poudre d'amandes
- ½ litre d'eau
- une pincée de vanille
- 4 œufs
- 4 pommes

1-Mélangez les œufs avec le sucre, puis la farine, la poudre d'amandes, l'eau, la vanille et les pommes coupées finement en tranches

2-Mettez à cuire à four doux pendant 40mn. Saupoudrez de pistaches en poudre.

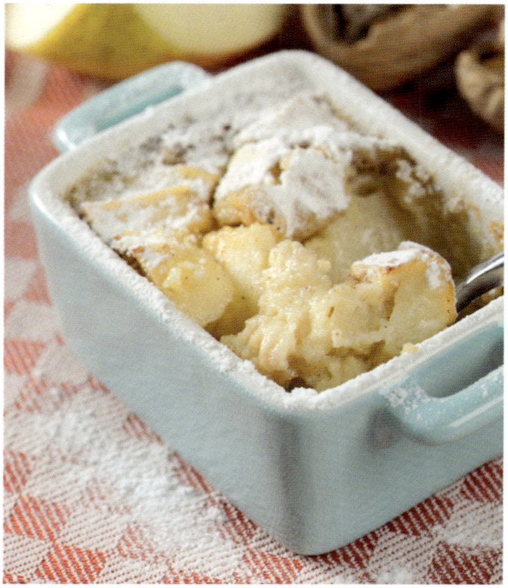

Milkshake aux fruits rouges

- 2 cuillères à soupe de purée d'amandes blanches
- 1 litre d'eau
- une pincée de vanille
- 200g de fruits rouges
- 2 cuillères à soupe de sirop d'agave

Dans un grand bol blender, mélangez tous les ingrédients. Servez frais avec une paille !

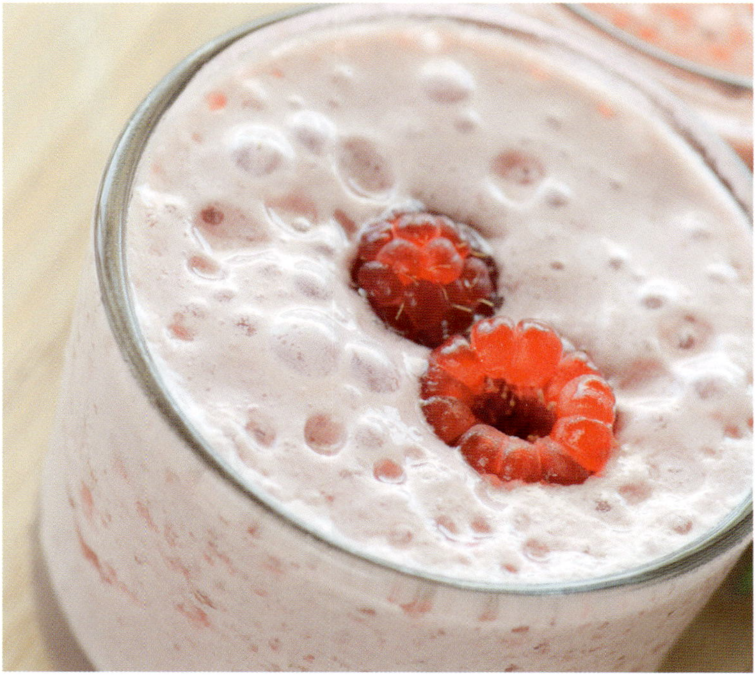

Compotée d'abricots

- 500g d'abricots secs
- 4 pommes
- une pincée de vanille et un zeste de citron

1-Faites trempez les abricots pendant une nuit

2-Lavez et coupez les pommes sans les éplucher

3-Cuisez ensemble les pommes avec les abricots pendant 35mn

4-Moulinez la compote et ajoutez un peu de vanille.

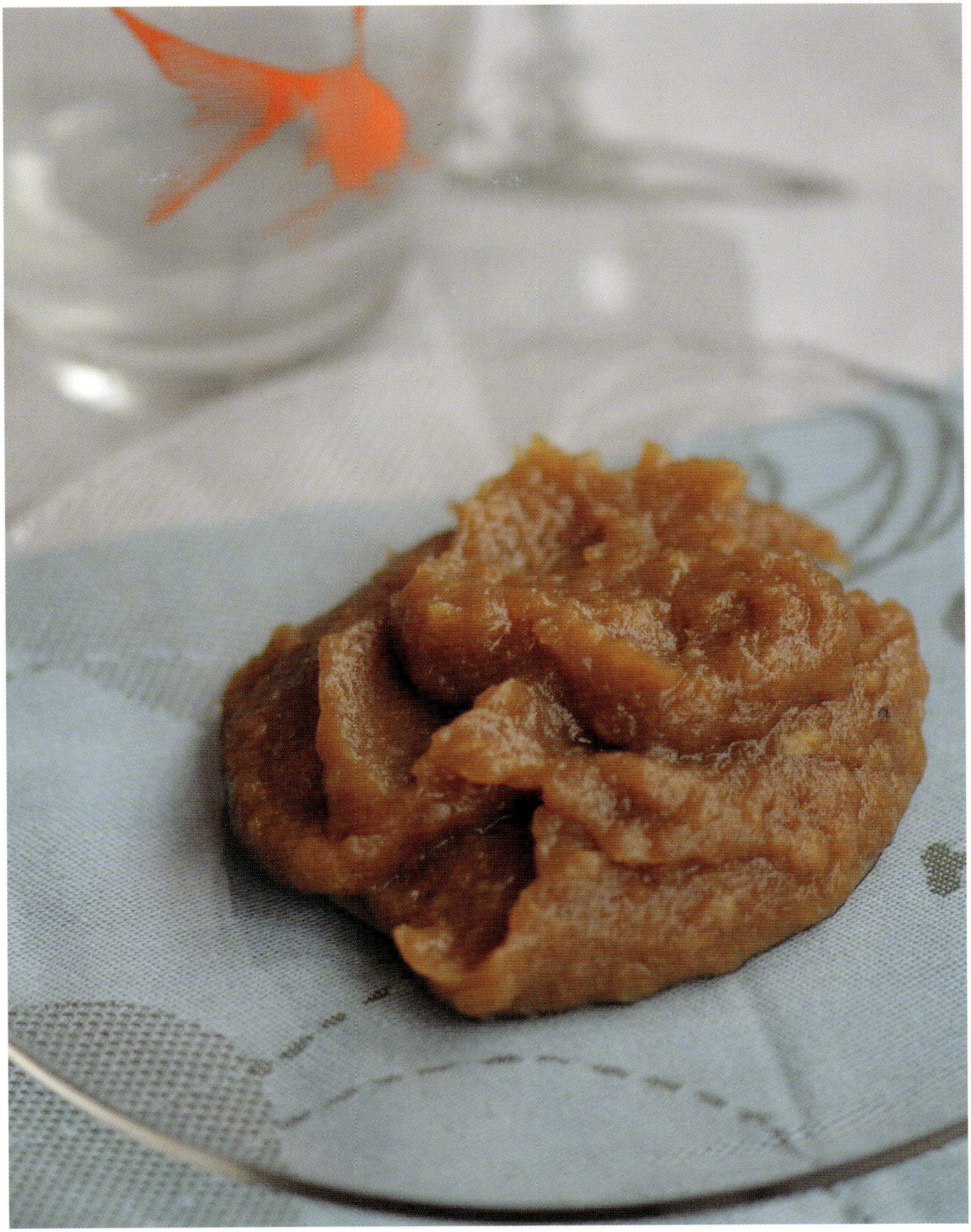

Crème noisettes

Cuisson : 10 min

- 1/2 l de lait d'avoine
- 1 c. à s. de farine de riz
- 2 c. à s. de confit de noisettes

(mélange de purée de noisettes et de sucre de canne intégral)

1-Mélangez doucement la farine de riz avec le confit de noisettes

2-Ajoutez le lait d'avoine. Il est possible de faire le mélange au blender

3-Faites chauffer en remuant jusqu'à épaississement de la crème.

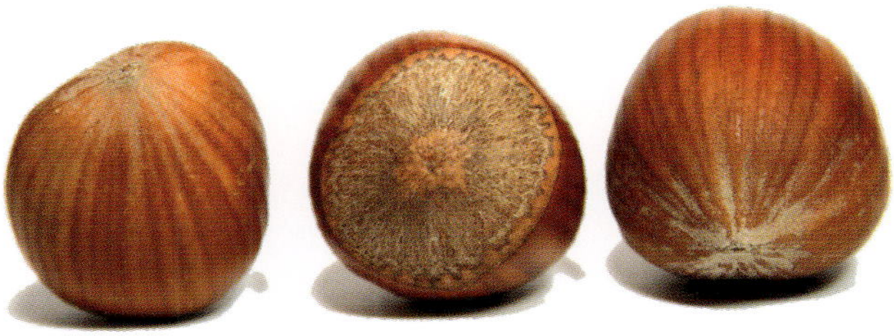

Muffins à l'amande

Cuisson : 20 min à four 180°C

- 100g de farine de blé type 65 ou farine de riz
- 100g de poudre d'amandes
- 4 jaunes
- 4 blancs d'oeufs
- 1 pomme râpée
- 50 g de sucre de canne roux

1-Mélangez les jaunes avec le sucre, la farine, la poudre d'amandes et la pomme.

2-Montez les blancs en neige et les incorporer au mélange.

3-Remplissez la moitié de petits moules à muffins et cuire pendant 20 min à four doux.

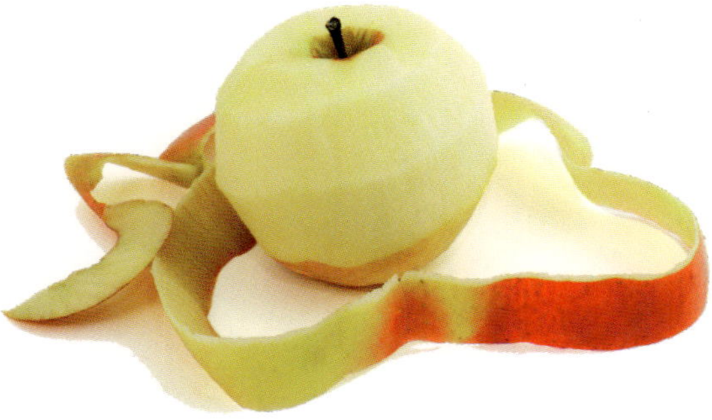

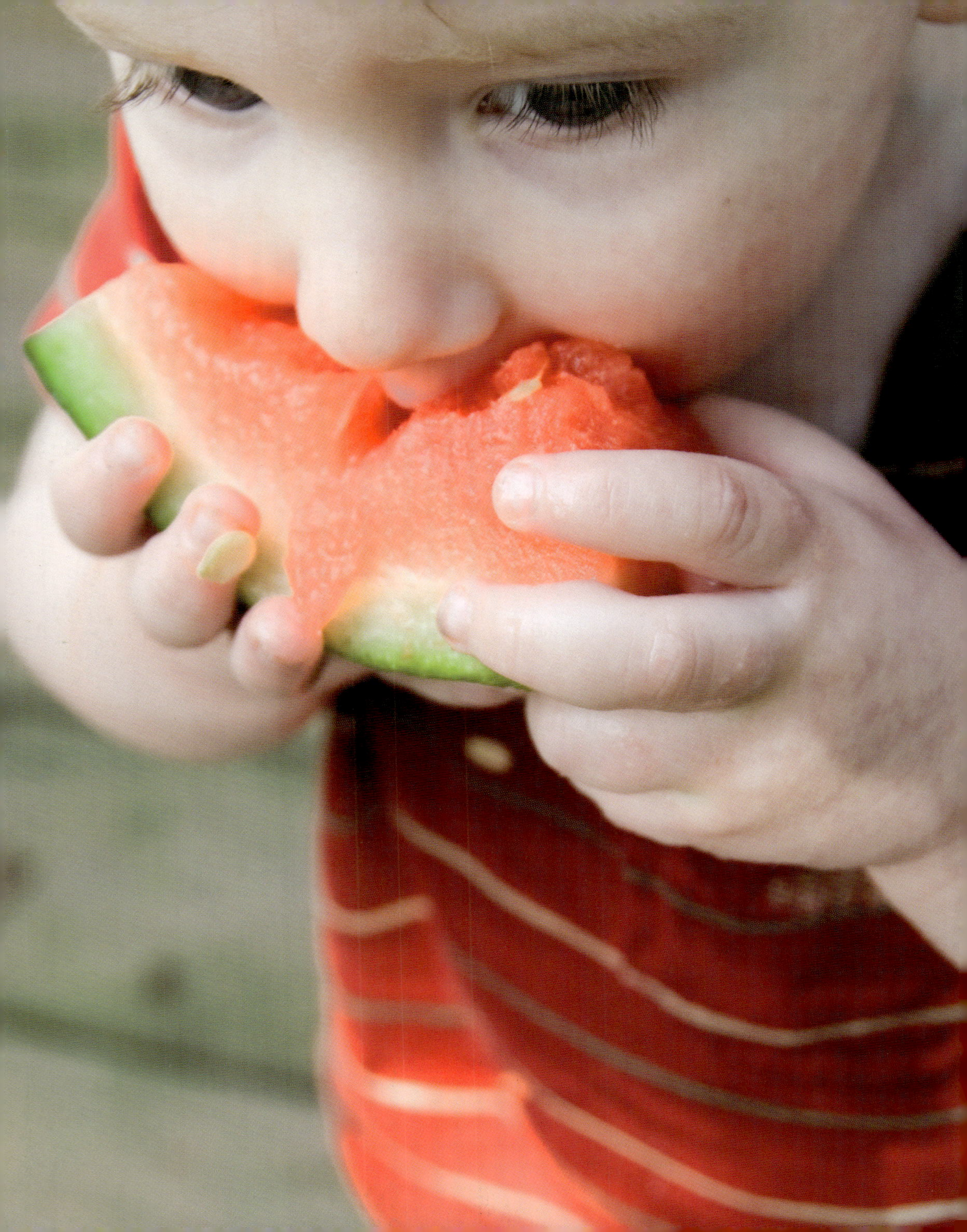

Index & renseignements utiles

Index

Informations et aides concernant l'allaitement maternel :

La *Leche League* France : BP 18, l'Etang-La-Ville 78620, www.lllfrance.org

Pour faire ses courses :

- Magasins bio mais aussi achats en direct avec les producteurs, associations de consommateurs, AMAP qui permettent des prix intéressants, mais également un partage avec d'autres familles.
- Produits pour bébés : laboratoires Weleda
- Petits pots, farines pour bouillies : Holle
- Crèmes de céréales, flocons d'avoine : Celnat
- Purées de fruits secs : Jean Hervé
- Milkervé : Jean Hervé
- Des fruits séchés : Vijaya

Des livres à lire :

- Dr. Lylian Le Goff, *Nourrir la vie*, Jean René Fleming, 1997.
- Estelle Vereek, *Dictionnaire du langage de vos dents*, éditions Luigi Castelli, 2005.
- Sylvie Simon, *Information ou désinformation*, éditions Guy Trédaniel, 2004.
- Sylvie Simon, *Les dix plus gros mensonges sur les vaccins*, éditions Dangles, 2005.
- Raymond Dextreit, *L'argile qui guérit*, Vivre en Harmonie, 1993.
- Sur l'agriculture bio-dynamique, sur les conférences de Rudolf Steiner :
  Mouvement de Culture Bio-dynamique
  5 place de la Gare
  68000 Colmar
  www.bio-dynamie.org

Ouvrage sur l'homéopathie :

- Dr. Caironi Baudoin *Homéopathie du nourrisson et de l'enfant*, éditions Dangles.
- Dogna Michel, *Remèdes peu connus en homéopathie*, Editions Trédaniel.
- Dogna Michel, *Grands remèdes en naturopathie*, Editions Trédaniel.
- Dogna Michel, *Prenez en main votre santé*, Editions Trédaniel.

Du même auteur dans la même collection :

Le guide bio de la future maman

Dans la même collection :

Huile d'argan : cuisine, santé, beauté

Vinaigres : cuisine, santé, bien-être

Sans lait et sans se priver

Les plantes aphrodisiaques

Quand la gastronomie se fait bio

Les élixirs floraux

L'équilibre acido-basique

La beauté gourmande

La cuisine bio de l'amour

Cuisinons avec les huiles essentielles

Les plantes qui purifient l'air de notre maison